Wendkouni Abdoul Fatahou Ouedraogo

Prevalência da cisticercose suína e factores de risco

Wendkouni Abdoul Fatahou Ouedraogo

Prevalência da cisticercose suína e factores de risco

Taenia solium taeniasis em consumidores de carne de porco na cidade de Ouagadougou

ScienciaScripts

Imprint
Any brand names and product names mentioned in this book are subject to trademark, brand or patent protection and are trademarks or registered trademarks of their respective holders. The use of brand names, product names, common names, trade names, product descriptions etc. even without a particular marking in this work is in no way to be construed to mean that such names may be regarded as unrestricted in respect of trademark and brand protection legislation and could thus be used by anyone.

Cover image: www.ingimage.com

This book is a translation from the original published under ISBN 978-620-6-72006-5.

Publisher:
Sciencia Scripts
is a trademark of
Dodo Books Indian Ocean Ltd. and OmniScriptum S.R.L publishing group

120 High Road, East Finchley, London, N2 9ED, United Kingdom
Str. Armeneasca 28/1, office 1, Chisinau MD-2012, Republic of Moldova, Europe
Printed at: see last page
ISBN: 978-620-8-02672-1

DEDICACES

Sessões de assinatura

Estou sinceramente grato a todas as pessoas que me apoiaram ao longo do meu percurso universitário e que me ajudaram a atingir o meu objetivo. É com amor, respeito e gratidão que :

Dedico esta tese a

Alá

Na infinita misericórdia e luz da vossa orientação, dedico humildemente este trabalho. As vossas inúmeras bênçãos têm sido a minha fonte de inspiração e força ao longo desta jornada intelectual. Despertaram em mim a força para compreender, explorar e aprofundar os mistérios do vosso universo. Imploro a vossa bênção e graça para o resto da minha vida.

Aos melhores pais do mundo,

Esta tese é o fruto do meu percurso académico, mas é também o reflexo do amor incondicional, do apoio e dos sacrifícios que me deste ao longo da minha vida. Obrigada, mãe, por teres estado sempre presente. Desde a escola primária que tens sido a minha professora, a minha guia, e não te poupaste a esforços para me despertar e desenvolver. Pai, também quero agradecer-te por todos os teus sacrifícios.

Aos meus maravilhosos irmãos e irmãs, Abdoul Razack, Saad Abdalla** e **Tasnim Aida

Não podia ter desejado nada melhor. Sem vós, não estaria tão realizada. Gostaria de vos agradecer muito por todo o vosso apoio e ajuda, especialmente nos meus estudos. Vocês são os melhores irmãos.

Aos meus avós

Vocês são e serão sempre modelos para mim, obrigada pelas bênçãos, pelas graças, pelos conselhos e pela vossa disponibilidade. Nunca deixaram de me amar e tudo farei para vos orgulhar.

AGRADECIMENTOS

Agradecimentos

Gostaríamos de expressar a nossa gratidão e apreço a todos aqueles que, de uma forma ou de outra, contribuíram para a elaboração desta tese.

Ao nosso mestre Dr. Adama ZIDA (MCA)

O nosso mestre e diretor de tese. Obrigado pela paciência e, acima de tudo, pela confiança, orientação e apoio inestimável que recebemos na elaboração deste documento. Foi um mestre com quem sempre pudemos contar ao longo deste trabalho. Obrigado pelos seus comentários, conselhos, dedicação e disponibilidade, apesar da sua carga de trabalho.

Ao nosso professor Dr. P. Marcel SAWADOGO (MA)

A nossa professora e co-orientadora da tese. Obrigado pela tua amabilidade e disponibilidade constante, que sempre nos suscitaram admiração. Esteve sempre atento às preocupações dos seus alunos. Muito obrigado pela tua paciência. Aceite os nossos agradecimentos pela grande honra que nos deu ao aceitar orientar este trabalho.

Aos membros do júri

Obrigado por aceitarem avaliar este trabalho e por todos os vossos comentários e críticas.

Ao pessoal do Matadouro Frigorífico de Kossodo

Obrigado pelo acolhimento caloroso, pelo apoio e pelas ideias que contribuíram para o bom desenrolar do estudo.

Aos meus tios e tias paternos e maternos

Estou feliz e orgulhoso por vos ter na minha vida**. Tio Issiaka, Zackaria, Aziz, Issouf, Adamou, Omar,** vocês são e serão sempre os meus pais. Lutarei sempre para vos honrar. Obrigado pelo vosso apoio moral e financeiro e pelo vosso encorajamento ao longo dos meus anos na universidade.

Tia Safi, Rouki, Binta, Sarata, Setou, nunca poderei agradecer-vos o suficiente. Obrigada por todo o vosso apoio.

Aos meus primos

Anaradia, Latifa, Ahmed, Nassir, Lamine, Faycal, Rafia, Yasmine, Yasser, Issouf, Kassoum, Balde, Mouna, Balkissa, Souley - só o Senhor e eu sabemos o bem que me fizestes. Sou verdadeiramente abençoado por vos ter. Que DEUS vos abençoe e vos renove as forças.

Para a Jeannie, uma das melhores pessoas que já conheci

Tens sido um grande apoio para mim. Obrigada pelo vosso amor desinteressado e incondicional. Que o Senhor nos conceda a felicidade que todos desejamos. Obrigado por existirem.

Para Amadoum DIALLO,

Conheces-me melhor do que eu próprio; não poupaste esforços para estar perto de mim quando eu mais precisava de companhia. Sempre me mostraste o teu amor e estou-te muito grato. Que o Senhor abençoe os teus estudos e todos os teus esforços. Que ele te dê a esposa que mereces.

Aos meus anciãos e colegas do corpo docente,

Fayçal Habib, Nackou, Serge, Philippe, Fayçal Diallo, Fatahou, Sidi, Mahomed, Axon, Prisca, Yasmina, Oumaima, Christelle, Sané, Stan, Gilonne, Sapateh, Jeannie, Chaida, Ami, Fabrice obrigado por tudo. Obrigado pelo vosso apoio, de uma forma ou de outra, durante os meus estudos universitários. Rezo para que sejam regados como me regaram e para que ultrapassem as vossas expectativas.

Aos irmãos e irmãs que o bairro me deu,

Fay, Fabi, Stan, Aziz, Oumar, Ibrahim, Mady, Ali, Saydou, como não vos agradecer por tudo o que fizeram por mim? Sempre me senti em família ao vosso lado. Que sejam ricamente abençoados.

Para o falecido Moustapha OUEDRAOGO

Tio, estou aqui hoje por sua causa. De onde estás, deves estar muito orgulhoso de mim. Rezo pela salvação da tua alma e para que Deus acalme os nossos corações ainda magoados.

Aos meus conhecidos

A Dra. Elisabeth Kaboré, o Dr. RAMDE, o pessoal da farmácia de Koulouba, o Sr. Ramdé Brouahiman, que, de uma forma ou de outra, contribuíram para o meu desenvolvimento enquanto estudante. Vocês foram um canal e uma bênção para mim. Que o Senhor se lembre sempre de vós.

A todos os meus supervisores,

Agradecemos a vossa modesta obra.

AOS NOSSOS ILUSTRES MESTRES E JUÍZES

- **Ao nosso ilustre mestre e presidente do júri :**

Professor Oumar GUIRA

É

- ✓ **Professor Titular de Medicina Interna da Unidade de Formação e Pesquisa em Ciências da Saúde (UFR/SDS) da Universidade Joseph KI-ZERBO**
- ✓ **Internista, Departamento de Medicina Interna, CHUYO**

Caro Mestre,

É para nós uma grande honra tê-lo como Presidente do Júri. É um mestre respeitado por todos pelo seu rigor no seu trabalho e pela sua disponibilidade. A imensidão dos seus conhecimentos científicos fez de si um mestre admirado pelos estudantes.

Aceitem os nossos sinceros agradecimentos e a nossa profunda gratidão.

- ❖ **Ao nosso ilustre Mestre, Juiz e Diretor de Tese,**

Doutor Adama ZIDA (MCA)

É

- ✓ **Farmacêutico-biólogo, antigo interno do hospital de Ouagadougou;**
- ✓ **Professor Associado de Parasitologia e Micologia da Unidade de Formação e Pesquisa em Ciências da Saúde (UFR/SDS) da Universidade Joseph KI-ZERBO;**
- ✓ **Chefe do Serviço de Parasitologia-Micologia e Bacterio-virologia do Hospital Universitário Yalgado OUEDRAOGO (CHU-YO);**
- ✓ **Coordenador Técnico para as Doenças Tropicais Negligenciadas ;**
- ✓ **Diretor do Centro Nacional de Investigação e Formação sobre a Malária;**
- ✓ **Diretor técnico do CNFP**

Caro Mestre,

Não só aceitou orientar-nos, como investiu muito tempo e esforço na realização deste trabalho, apesar das suas muitas solicitações. A sua simpatia, a sua disponibilidade, o seu rigor no trabalho e sobretudo o seu amor pela investigação mereceram a nossa admiração e o nosso apego a si. Foi para nós um grande prazer beneficiar dos seus ensinamentos práticos e, sobretudo, da sua orientação prática na elaboração deste documento. Queira aceitar, Senhor Mestre, os nossos sinceros agradecimentos e a nossa profunda gratidão.

Que o Senhor lhe conceda uma longa vida e o abençoe a si e à sua família!

Ao nosso ilustre mestre e juiz

Dr. Mamoudou SAVADOGO (MCA)

É

- ✓ **Infeciologista ;**
- ✓ **Professor associado de doenças infecciosas na UFR /SDS da Universidade Joseph KI-ZERBO;**
- ✓ **Coordenador pedagógico do LMD.**

Caro Mestre,

É para nós uma grande honra e um privilégio tê-lo como membro do júri. Beneficiámos da sua orientação teórica e prática ao longo do nosso percurso universitário. A sua simpatia, a sua dedicação ao trabalho, a sua grande simplicidade, a sua capacidade de escuta e o interesse que demonstra pelos seus alunos conquistaram-nos ao longo de todo o nosso percurso e granjearam a admiração de todos. Esperando que este trabalho não tenha ficado aquém das suas expectativas, permita-nos, ilustre Mestre, reiterar a nossa profunda gratidão pelo inestimável ensinamento que tivemos a sorte de receber. Obrigado, caro mestre, por tudo.

Que Deus, na sua graça, vos conceda uma vida plena, vos abençoe e vos realize para além das vossas expectativas.

Ao nosso ilustre mestre e codiretor de tese,

Doutor Patindoilba Marcel SAWADOGO

É

- **Farmacêutico, antigo estagiário nos Hospitais do Burkina Faso;**
- **Assistente Sénior em Parasitologia-Micologia na UFR/SDS da Universidade Joseph Ki-ZERBO;**
- **Especialista da OMS em microscopia da malária**;

Caro Mestre,

Estamos muito satisfeitos por nos ter dado a honra de aceitar co-orientar este trabalho. Apesar das suas múltiplas ocupações, aceitou, sem reservas, acompanhar-nos nesta tese. Obrigado pela sua disponibilidade e pelos seus bons conselhos para melhorar este trabalho. Agradecemos do fundo do coração o seu ouvido atento, a sua amabilidade e a sua paciência. Neste trabalho, encontra o testemunho da nossa gratidão e a garantia dos nossos sentimentos de respeito.

Que Deus o abençoe, à sua família e a todas as suas iniciativas, e lhe conceda uma vida longa e feliz!

AVISO

"Por deliberação, a UFR/SDS decidiu que as opiniões expressas nos ensaios a serem apresentados devem ser consideradas como próprias dos autores e que não pretende dar-lhes qualquer aprovação ou reprovação".

ÍNDICE DE CONTEÚDOS

ÍNDICE DE CONTEÚDOS

DEDICACÕES 1

AGRADECIMENTOS 4

AOS NOSSOS ILUSTRES MESTRES E JUÍZES 8

ADVERTÊNCIA 13

ÍNDICE DE CONTEÚDOS 15

INTRODUÇÃO E ENUNCIADO DO PROBLEMA 17

PRIMEIRA PARTE: INFORMAÇÕES DE CARÁCTER GERAL 19

SEGUNDA PARTE: O NOSSO ESTUDO 46

OBJECTIVOS 47

MATERIAIS E MÉTODOS 49

RESULTADOS 59

DISCUSSÃO 70

CONCLUSÃO 80

RECOMENDAÇÕES 83

REFERÊNCIAS 85

APÊNDICES 102

ICONOGRAFIA 107

INTRODUÇÃO E ENUNCIADO DO PROBLEMA

INTRODUÇÃO E ENUNCIADO DO PROBLEMA

A teníase é uma infeção intestinal causada por ténias adultas do género *Taenia*, incluindo *a Taenia solium, a Taenia saginata* e *a Taenia asiatica.* Embora os seres humanos sejam o único hospedeiro definitivo de cada uma destas espécies, *a Taenia solium* é de particular importância em termos de saúde pública.[21]

A Taenia solium é um parasita zoonótico que afecta principalmente os suínos e, ocasionalmente, outros animais. Nos seres humanos, a ténia adulta desenvolve-se no intestino delgado, causando taeníase.[100]. A neurocisticercose, uma forma grave de infeção humana na fase larvar, pode causar perturbações neurológicas, incluindo convulsões, com consequências potencialmente fatais. Embora a cisticercose suína seja frequentemente assintomática nos suínos, causa perdas económicas significativas através da apreensão de carcaças e da depreciação do valor dos animais[94].

A prevenção da cisticercose humana envolve a deteção e o tratamento de portadores de ténias humanas, a educação em matéria de saúde pública, instalações sanitárias adequadas, higiene pessoal adequada e boa higiene alimentar. A colaboração entre as autoridades veterinárias e de saúde humana é essencial para prevenir e controlar a transmissão de *T. solium*. No Burkina Faso, a prevalência da taeníase por *T. solium* e os factores de risco associados ao consumo de carne de porco são questões importantes de saúde pública.

Infelizmente, na cidade de Ouagadougou, há falta de dados precisos sobre a prevalência da taeníase por *T. solium* e sobre os factores de risco de contaminação humana associados ao consumo de carne de porco. O objetivo deste estudo é, portanto, determinar a prevalência da cisticercose suína na AFO e identificar os comportamentos de risco associados ao consumo de carne de porco. Os resultados deste estudo serão essenciais para orientar as medidas de prevenção e controlo desta infeção parasitária, contribuindo assim para a melhoria da saúde pública.

PRIMEIRA PARTE: INFORMAÇÕES DE CARÁCTER GERAL

I. INFORMAÇÕES GERAIS SOBRE A TENÍASE

I.1 Antecedentes

Na Antiguidade, Hipócrates (460-380 a.C.) já distinguia três tipos de vermes parasitas humanos: as ténias, as lombrigas e os ascarídeos.1 A primeira categoria corresponde aos cestodes (ténias), que Hipócrates descrevia como muito longos, expelidos em anéis e com segmentos cheios de ovos. Na sua *Historia animalium*, Aristóteles (384-322 a.C.), que pode ser considerado o fundador da parasitologia, foi o primeiro a descrever a ladreria ou cisticercose do porco, nomeadamente na língua. Esta descrição foi retomada por Oribasius (325-403) e por Alberto Magno no seu *De animalibus* (1193-1280). Foi descrito um caso de cisticercose numa múmia egípcia que viveu durante o período ptolomaico [305-30 a.C.]. [62].
Rumber descreveu pela primeira vez a cisticercose humana em 1558. O italiano Marcello Malpighi (1628-1694), fundador da anatomia microscópica, descreveu o escólex da ténia (1681) e a larva *da Taenia solium*, estabelecendo claramente a relação entre os dois estádios (1687). O zoólogo inglês Edward Tyson (1651-1708) foi o primeiro a reconhecer que a extremidade anterior das ténias se encontra na região delgada do verme. Descreveu também o escólex e os ganchos.

Nicolas Andry (1658-1742), médico e parasitologista de Lyon, publicou um tratado sobre a geração de vermes no corpo humano. Ele dividiu os vermes humanos em 14 categorias, de acordo com a sua localização no corpo. O verdadeiro fundador da helmintologia foi o alemão Karl Asmund Rudolphi (1771-1832). Chamou à fase larvar do *T. solium Cysticercus cellulosae* devido à sua distribuição no tecido subcutâneo. Foi só no século XIX que se demonstrou experimentalmente que os cisticercos suínos são a forma larvar da *T. solium* (Kuchenmeister) e que os cisticercos bovinos são a larva da *Taenia saginata* (Leuckart).[59].

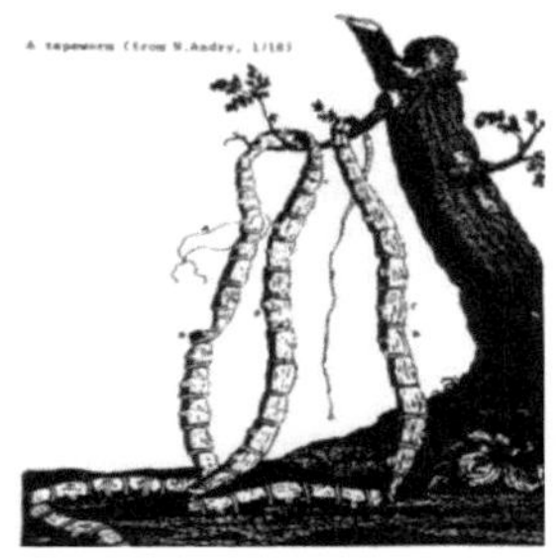

I.2 EPIDEMIOLOGIA

I.2.1 Agente patogénico

A Taenia solium é um parasita pertencente ao filo dos vermes chatos, mais especificamente à classe Cestoda. É vulgarmente conhecida por *taenia* e encontra-se no intestino humano. Pode atingir medidas de até 4 metros e é responsável pelo desenvolvimento da taeníase e da cisticercose (rara) [14].

No seu ciclo de vida, tem um hospedeiro intermediário, que é frequentemente a carne de porco. Consequentemente, a ingestão de carne de porco mal cozinhada é uma das principais fontes de infeção. A teníase é uma doença facilmente tratável e erradicável. No entanto, pode por vezes tornar-se crónica e levar mesmo à obstrução intestinal, cujas consequências podem ser muito graves.[67].

Nas proglótides da *Taenia solium*, podem ser observados órgãos reprodutores masculinos e femininos. Diz-se que é hermafrodita. Estes comunicam entre si para que ocorra o processo de fertilização e formação de ovos.

A Taenia solium é um organismo heterotrófico. Isto significa que não tem a capacidade de sintetizar os seus próprios nutrientes, pelo que tem de se alimentar de substâncias produzidas por outros seres vivos. [25].

Quando se encontra no intestino humano, o parasita alimenta-se do quimo intestinal por osmose. Absorve principalmente hidratos de carbono. É também importante referir que, através das microvilosidades que envolvem o seu corpo, optimiza este processo de absorção.

Este parasita, como todos os parasitas, provoca um desequilíbrio no organismo, levando à doença. *Taenia solium* É responsável por duas doenças: a taeníase, causada pelo parasita adulto, e a cisticercose, causada por quistos que se formam em vários tecidos do corpo, como o cérebro, os músculos e os pulmões[27].

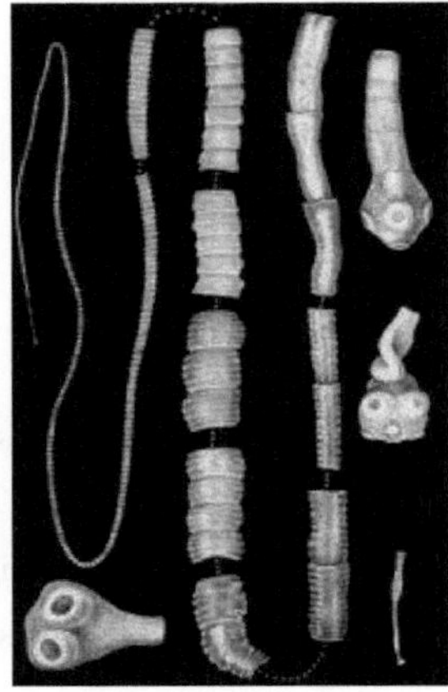

Figura 1 Espécime de *Taenia solium.[35]*

I.2.1.1 Taxonomia

A classificação taxonómica da *Taenia solium* é a seguinte

- Domínio: Eukarya
- Reino : Animalia
- Filo : Platyhelminthes
- Classe: Cestoda
- Ordem : Cyclophyllidea
- Família: Taeniidae
- Género : *Taenia*
- Espécie: *Taenia solium*

I.2.1.2 Morfologia

A cor dos exemplares *de Taenia solium* varia entre o branco e o marfim. Em termos de comprimento, são bastante compridos e podem atingir os 8 metros. Este organismo é constituído por um corpo e uma cabeça ou escólex.

O escólex tem geralmente uma forma piriforme e caracteriza-se por quatro estruturas redondas denominadas ventosas. Na extremidade anterior do escólex, pode observar-se uma protuberância com um anel duplo de ganchos. Esta estrutura é denominada rostelo. Entre o escólex e o corpo do parasita, existe um espaço designado por colo.

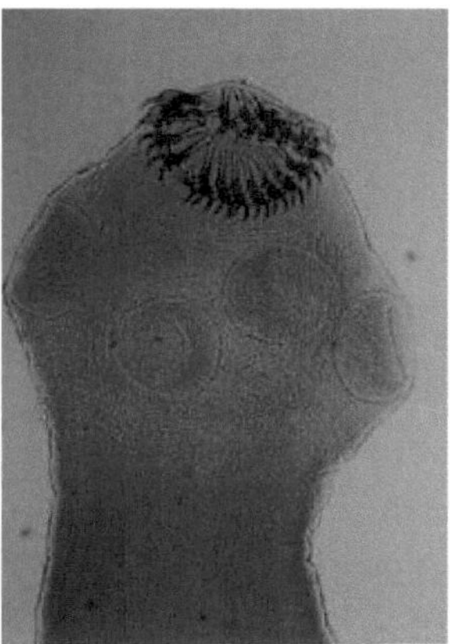

Figura 2 Escólex *de Taenia solium:* as ventosas e o rostelo são visíveis.*[69]*

Como todos os platelmintos, *a Taenia solium* tem um corpo achatado, que se divide em segmentos chamados proglótides. As proglótides maduras têm uma forma quadrangular e também têm poros genitais unilaterais. Têm estruturas reprodutoras femininas e masculinas.

As proglótides, que se encontram numa posição mais distal, estão grávidas. Morfologicamente, elas são mais longas do que largas. Estas proglótides têm um grande útero com um ramo central composto por vários ramos. Estes estão cheios de ovos, em número de 50.000 a 60.000. A última proglótida termina num orifício chamado forame caudal.

Os ovos têm uma forma esférica e um diâmetro de cerca de 31 a 41 microns. Estruturalmente, possuem várias membranas, incluindo a gema, presente apenas nos ovos imaturos. A gema cobre o embrióforo. Do mesmo modo, a membrana oncosferal cobre o embrião Hexacanto.

O embrião hexacanto é simplesmente o estágio larval dos cestódeos. Neste, é visível a presença de três pares de ganchos.[54]

I.2.1.3. Bioecologia (habitat de reprodução e patogenicidade)

I.2.1.3.1. Habitat

Dependendo da fase do seu ciclo de vida, a ténia suína habita uma variedade de ambientes. As ténias pré-adultas e adultas podem ser encontradas no intestino delgado dos mamíferos.

Segmentos de proglótides contendo ovos são encontrados nas fezes do hospedeiro e no ambiente externo onde as fezes são excretadas.

Infelizmente, não foi efectuada investigação suficiente sobre o tema dos embriões em ambiente exterior. Por conseguinte, é difícil determinar qual o habitat preferido pelos embriões. No entanto, sabe-se que a sobrevivência dos embriões é afetada pela temperatura.

Se o ambiente for mais frio do que 10 graus Celsius ou mais quente do que a temperatura ambiente (37 graus Celsius), é fácil que os ovos sucumbam.

A fase seguinte da ténia é a oncosfera, que ocorre no hospedeiro intermediário, o porco.

O habitat da oncosfera são os intestinos e os tecidos do hospedeiro suíno, e a sua fase cisticerco persiste nos músculos e no cérebro do suíno. A forma cisticercal também pode sobreviver num hospedeiro humano, residindo nos músculos e no cérebro. [93].

I.2.1.3.2. Nutrição

A Taenia solium é uma ténia parasita que vive no intestino delgado dos seres humanos, como hospedeiro definitivo, e dos suínos, como hospedeiro intermediário. Quando adulta, *a Taenia solium* absorve os nutrientes fixando-se à parede do intestino delgado do hospedeiro e absorvendo os alimentos digeridos através da sua superfície corporal.

Na fase larvar, *a Taenia solium* forma um quisto (verme da bexiga) nos tecidos do porco. O verme da bexiga absorve nutrientes dos tecidos do hospedeiro por difusão através da sua superfície corporal.

Quando um ser humano come carne de porco mal cozinhada contendo quistos, os quistos são digeridos e as larvas são libertadas no intestino delgado humano. As larvas fixam-se então à parede do intestino delgado e transformam-se em ténias adultas.[81]

I.2.1.3.3. Reprodução

A Taenia solium tem ambos os sexos. Os órgãos reprodutores de ambos os sexos assemelham-se aos da fascíola hepática. Cada proglótide após as primeiras 200 tem um conjunto de órgãos reprodutores. Os órgãos reprodutores masculinos desenvolvem-se primeiro em cada proglótida, seguindo-se o aparecimento dos órgãos femininos.

- **Órgãos reprodutores masculinos**

Numerosos testículos esféricos estão espalhados ao longo do comprimento e largura das proglótides. Cada testículo contém um pequeno ducto eferente. Os ductos eferentes de regiões adjacentes combinam-se para formar ductos maiores. Esses ductos maiores se conectam ao ducto deferente ou ao ducto testicular principal.

O canal deferente é contornado, transversal e estende-se até ao bordo lateral esquerdo ou direito da proglote. O ápice do canal deferente é estreito e entra num processo protuberante estreito, o cirro ou pénis, antes de se abrir num átrio genital em forma de taça através do gonóporo masculino.

A base do cirro é envolvida por uma cápsula muscular chamada saco do cirro.

- **Órgãos reprodutores femininos**

Na região posterior da proglote, existem dois pares de ovários bilobados ou germários. Os dois lóbulos são de tamanhos desiguais e estão situados de cada lado da linha mediana. Os ovidutos são compostos por numerosos túbulos ramificados que se originam dos ovários. Os dois ovidutos convergem para produzir um oviduto mediano.

No bordo posterior da glândula proglótida, uma única glândula vitelina, ou uma glândula vitelina composta por alguns lóbulos, abre-se no oviduto mediano através do ducto vitelino. Numerosas glândulas de concha esféricas (também conhecidas como glândulas de Mehlis) estão localizadas em torno do ducto vitelino, e os ductos das glândulas de concha drenam para o oviduto do lado do ducto vitelino.

O oótipo refere-se à parte especializada do oviduto onde são acessíveis os ductos da glândula da concha e os ductos vitelinos. O oótipo penetra anteriormente num útero mediano, alongado e cego. Do oótipo sai um ducto fecundante ou espermático. A parte anterior do ducto espermático forma o recetáculo seminal.

A vagina emerge do recetáculo seminal, avança para a frente e lateralmente e abre-se no átrio. Numa proglótida madura ou grávida, o útero alarga-se, ramifica-se e enche-se de ovos fertilizados. Como resultado, outras estruturas são diminuídas e alteradas.

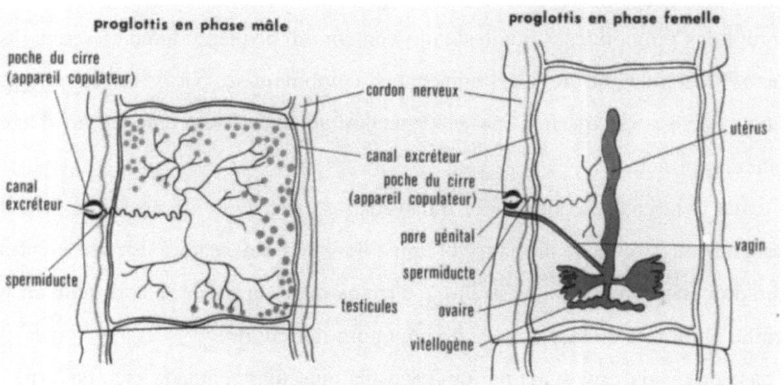

Figura 3 Sistemas reprodutores masculino e feminino da *Taenia solium*[2]

I.2.1.3.4. Patogenicidade

O verme adulto e o quisto são patogénicos. Os vermes adultos são menos patogénicos. Por vezes, provocam uma ligeira irritação ou inflamação da mucosa intestinal através do seu escólex armado. Os quistos (Cysticercus cellulosae) são mais patogénicos. Causam uma doença grave, a cisticercose, nos seres humanos, podendo os quistos ser encontrados principalmente na pele, nos músculos esqueléticos, nos olhos e no SNC.[39]

- **A doença nos suínos**

Na maioria dos casos, a doença é assintomática. Logo no início da infestação, o suíno apresenta uma diarreia ligeira devido à irritação da mucosa intestinal. Quando os cisticercos se instalam, podem ser observados sinais de miosite, com problemas de locomoção ou de mastigação. Foram descritas encefalites e mesmo ataques epilépticos quando os cisticercos estão localizados no cérebro. A morte pode ocorrer subitamente em caso de infestação maciça do coração.[49]

- **A doença em humanos**

Taeníase intestinal

Na maioria das vezes, a infeção é assintomática. Nos casos sintomáticos, os sintomas clínicos são inespecíficos e ligeiros, e incluem náuseas, desconforto abdominal, dores de fome, perda de peso, indigestão crónica, etc.

Menos frequentemente, em alguns casos, estão presentes vómitos, dores de cabeça e diarreia [5].

Cisticercose

A cisticercose é a infeção pela fase larvar do parasita. Os seres humanos contraem a infeção através da contaminação fecal oral com ovos de *T. solium* de portadores de ténias ou através de auto-infeção.

A manifestação clínica depende do órgão afetado; a neurocisticercose e a cisticercose oftálmica estão associadas a uma morbilidade significativa. [76].

Cisticercose extra-neural

A cisticercose subcutânea apresenta-se sob a forma de pequenos nódulos móveis, indolores, que se encontram habitualmente nos braços ou no peito. Após alguns meses, ou mesmo alguns anos, os nódulos tornam-se inchados, sensíveis e inflamados, desaparecendo depois gradualmente. A cisticercose muscular é um achado causal, aparecendo como calcificações em forma de pontos ou elipsoidais. Em casos raros, as cargas parasitárias muito maciças aumentam os membros do doente (pseudo-hipertrofia muscular). O coração é outra localização ocasional, infetado em cerca de 5% dos casos. A cisticercose cardíaca do doente é assintomática [95].

Cisticercose oftálmica

Esta condição ocorre em 20% dos casos. A maioria dos quistos encontra-se no vítreo, no espaço subretiniano e na conjuntiva. A doença pode apresentar-se como irite, ureíte e conjuntivite palpebral. Os quistos em locais subconjuntivais ou subretinianos podem apresentar-se como nódulos de crescimento lento confundidos com tumores. Ocasionalmente, o quisto ocular subretiniano pode levar à cegueira devido a descolamento da retina[8].

Neurocisticercose

O parasita geralmente infecta o SNC, causando neurocisticercose como um distúrbio clínico. Depois de entrar no SNC. Os cistos causam sintomas devido a um efeito de massa ou ao bloquear a circulação do líquido cefalorraquidiano, a maioria dos sintomas é o resultado direto do processo inflamatório que acompanha a degeneração dos cistos. Os sintomas e sinais são variados e inespecíficos. As crises epilépticas são a apresentação mais comum e representam geralmente a principal ou única manifestação da doença. As convulsões ocorrem em 50-80% dos casos de quistos cerebrais parenquimatosos ou calcificações. A doença também se manifesta como hipertensão intracraniana, hidrocefalia ou ambas em 20 a 30% dos casos. A síndrome está ligada à localização de parasitas nos ventrículos cerebrais ou nas cisternas basais, bloqueando a circulação do LCR, e é causada por vários mecanismos diferentes: a presença do próprio parasita, a inflamação ependimal ou a fibrose residual. Por vezes, um quisto torna-se maior do que o habitual e actua da mesma forma que uma massa tumoral (quisto gigante).

Estes quistos gigantes comprimem as estruturas cerebrais adjacentes, causando défices localizados e hipertensão intracraniana. Podem também ocorrer défices motores devido a edema secundário à degeneração quística ou na sequência de um acidente vascular cerebral que complique a infeção.

Nas crianças e adolescentes, pode ocorrer uma apresentação encefálica aguda, mais provável no sexo feminino do que no masculino. Também ocorrem formas maciças não encefálicas. O comprometimento da coluna vertebral ocorre em 1% dos casos em adultos, apresentando-se com uma manifestação compressiva.[24]

I.2.2. Anfitrião final

Os seres humanos são o hospedeiro definitivo da *Taenia solium*, o que significa que os vermes adultos vivem e se reproduzem no interior dos intestinos humanos.[25,80]

I.2.3. Anfitrião intermédio

O hospedeiro intermediário *da Taenia solium* é o porco e, ocasionalmente, o homem (cisticercose humana).[86].
Estudos experimentais seguindo um protocolo rigoroso demonstraram que os gatos e os cães podem ser hospedeiros temporários de *T. solium*, embora o verme não se desenvolva até à fase adulta. Um gibão foi infetado experimentalmente e foi recuperada uma proglótida grávida, demonstrando que pode atuar como hospedeiro definitivo. Os porcos são os hospedeiros intermediários nativos, enquanto os seres humanos e os cães também podem atuar como hospedeiros intermediários do parasita[83].

I.2.4. Modo de contaminação

Os seres humanos são infectados através da ingestão de carne crua ou mal cozinhada contaminada com cisticercos *de T. solium.* [27]Acidentalmente, ele abriga os cisticercos:

- Ou depois de ingerir ovos com legumes ou água contaminada;
- Ou por perigo fecal através do contacto com um portador e da ingestão de ovos;

- Ou por auto-infestação a partir de oncosferas produzidas pelo próprio hospedeiro da ténia. A auto-infestação leva à continuação do ciclo no mesmo hospedeiro. Isto pode ocorrer através de sujidade fecal (mãos sujas), ou através da digestão de anéis que foram trazidos pelos seus próprios movimentos e pela antiperistalse intestinal. Esta última eventualidade é formidável, uma vez que liberta um grande número de embriões e conduz a uma cisticercose generalizada. Neste caso, a contaminação inicial do homem deve-se à absorção de carne de porco de uma vaca, e a taeníase precede a cisticercose.[92].

I.2.5. Canal de saída

A Taenia solium adulta pode deixar o intestino delgado humano de duas formas diferentes:

- Ânus: A *Taenia solium* adulta é constituída por vários segmentos chamados proglótides. Estes segmentos, que contêm ovos maduros, rompem-se e são expelidos do corpo com as fezes. Os segmentos têm o aspeto de pequenos grãos de arroz e podem ser vistos nas fezes ou na roupa interior do doente.[17]
- Boca: foi relatado, embora raramente, que segmentos da ténia solium podem sair da boca humana durante o vómito ou a regurgitação. Esta é uma situação extremamente rara, mas pode acontecer.[74]

I.2.6. Ciclo evolutivo

O ciclo é heteroexénico, sendo o homem o hospedeiro definitivo e o porco o hospedeiro intermediário. No caso da ténia, o modo de contaminação é a carne de porco não cozinhada. No caso da cisticercose humana, a infeção pode ocorrer por auto-infestação ou pela ingestão de alimentos contaminados com ovos.[54] Os suínos são infectados pela ingestão de alimentos contaminados com fezes humanas que contêm embrióforos de *Taenia solium*. O embrião é libertado no tubo digestivo do porco, sob o efeito do suco gástrico, e atravessa a mucosa intestinal graças aos seus ganchos. Por circulação sanguínea ou linfática, chega aos órgãos de predileção, que são o olho, o encéfalo, os músculos estriados, mas também o coração e a língua, onde se transforma em larva.[72]

A larva cisticercácea, denominada *Cysticercus cellulosae* (vesícula translúcida contendo um escólex invaginado com quatro ventosas e um rostro) encistou.

Nos seres humanos, ao ingerir carne de porco contaminada, no jejuno, a larva evagina-se e fixa-se à mucosa digestiva antes de dar forma adulta em 2 a 4 meses. As proglótides maduras destacadas são imóveis e evacuadas para o ambiente externo aquando da passagem das fezes. Uma vez no ambiente, os anéis são lisados e libertam os ovos embrionados.

A ingestão de alimentos contaminados com fezes humanas que contenham embrióforos de *Taenia solium*, ou a afluência de proglótides grávidas no estômago, que libertam ovos (auto-infestação), leva ao desenvolvimento da cisticercose humana.

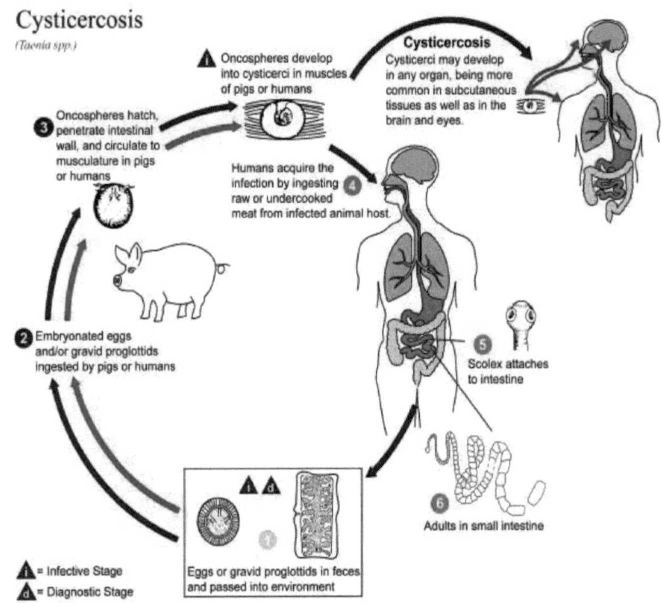

Figura 4 Ciclo evolutivo *do T.solium*[1]

I.2.7. Factores favoráveis

- ✓ Consumo de carne de porco mal cozinhada ou crua: A principal via de infeção com *Taenia solium* é a ingestão das larvas presentes na carne de porco contaminada. Se a carne estiver mal cozinhada, as larvas podem sobreviver e infetar os seres humanos.
- ✓ Falta de higiene: O não cumprimento das medidas de higiene, como a lavagem inadequada das mãos depois de entrar em contacto com fezes contaminadas, pode aumentar o risco de ingestão acidental de ovos *de Taenia solium.*
- ✓ Más condições sanitárias: As condições sanitárias desfavoráveis, em especial o acesso limitado a água potável e a instalações sanitárias adequadas, podem favorecer a propagação de infecções parasitárias, incluindo a taeníase por *Taenia solium.*
- ✓ Falta de sensibilização e educação: A falta de conhecimento sobre os riscos associados ao consumo de carne de porco mal cozinhada e sobre as medidas preventivas adequadas pode contribuir para a transmissão da taeníase por *Taenia solium.*
- ✓ Práticas de criação e abate de suínos: As práticas de criação e abate de suínos que não cumprem as normas de higiene adequadas podem levar à contaminação da carne por larvas de *Taenia solium.*[19].

I.2.8. Parâmetros epidemiológicos e distribuição geográfica

O T. solium é um parasita cosmopolita cuja transmissão está associada a condições de higiene deficientes, comuns nos países em desenvolvimento. A sua frequência está ainda mal estimada. *O T. solium* é encontrado com elevadas taxas de prevalência na América Latina, na Ásia, na África Negra e no Oceano Índico. De acordo com a OMS, 2,5 a 5 milhões de pessoas são portadoras do verme adulto e 50 milhões de larvas cisticercáceas; pensa-se que a cisticercose é responsável por 50 000 mortes por ano[67].[67] Ao albergar o verme adulto no seu intestino, os seres humanos desempenham um papel importante na disseminação do parasita no ambiente. Os portadores de *T. solium* são infectados pela ingestão de carne de porco abatida crua ou mal cozinhada, que retém cisticercos viáveis. A transmissão de *T. solium* também requer que os porcos tenham acesso a fezes humanas. Estas condições (falta de higiene fecal, condições precárias de criação de suínos com porcos à solta e consumo de carne de porco mal cozinhada) encontram-se frequentemente nas zonas rurais dos países endémicos. Por outro lado, estas condições já não se verificam na maioria dos países industrializados (Europa, América do Norte e Austrália) e a cisticercose é praticamente inexistente nos países muçulmanos.

❖ Países industrializados :

A maioria dos casos notificados nos países desenvolvidos deve-se à imigração de países endémicos [12,18]. Na Europa, *o T. solium* é raro [30]. Uma revisão recente que abrange o período 1990-2011 fornece as seguintes informações [101]. Dos 846 casos de cisticercose relatados na literatura, 522 eram autóctones (70,1% dos quais originários de Portugal) e 324 eram importados (17,6% em viajantes e 74,7% em migrantes). A maioria dos casos importados é proveniente da América Latina. Foram diagnosticados em Espanha (47,5%), França (16,7%) e Itália (8,3%). A Península Ibérica continua a ser uma zona endémica, especialmente no norte de Portugal e no oeste de Espanha. Os casos importados são raros no Canadá e na Austrália, mas são agora frequentes nos Estados Unidos em resultado da imigração em grande escala da América Latina. O primeiro alerta relativo a esta reemergência de *T. solium* nos Estados Unidos ocorreu na década de 1990, quando foram descritos vários casos numa comunidade judaica ortodoxa em Nova Iorque, com uma taxa de seroprevalência estimada em 1,3%, um valor surpreendentemente elevado para uma comunidade cuja religião proíbe o consumo de carne de porco. [51]. Os seus empregados, imigrantes recentes da América Latina, foram subsequentemente identificados como a fonte da infeção [82]. Posteriormente, 221 mortes foram atribuídas à cisticercose durante o período de 1990-2002[88]. Em geral, dos países não endémicos tradicionalmente considerados, foi nos Estados Unidos que a prevalência crescente de neurocisticercose foi identificada pela primeira vez. Durante as décadas de 1980 e 1990, registou-se uma imigração maciça da América Latina e um aumento do número de doentes com neurocisticercose, especialmente nos estados do sul, do Texas à Califórnia, ao longo da fronteira mexicana. A neurocisticercose apareceu depois noutros estados. Finalmente, começaram a ser descritos casos indígenas, que representam atualmente cerca de 5% dos doentes com neurocisticercose nos Estados Unidos. Nos últimos anos, foram registados mais de 5.000 casos nos Estados Unidos.

❖ Na América Latina

A cisticercose é um problema de longa data na América Latina [64]. Foram efectuados numerosos estudos de prevalência em humanos: Colômbia (1,8-2,2%), Brasil (3,0-5,6%), México (1,3-10%), Peru (7,1-26,9%), Honduras (15,6-17%), Equador (2,6-14,3%), Guatemala (10-17%), Bolívia (22%) e Venezuela (4-36,5%). A seroprevalência média é consistentemente elevada, em torno dos 10%. A prevalência da neurocisticercose varia de 1 a 22% (taxa média: 7%), com base em exames de TAC e RMN. A prevalência da cisticercose suína é extremamente variável, indo de menos de 2% a mais de 75%. A Guatemala, as Honduras, o México e o Peru registam as taxas mais elevadas[24,64]. A prevalência da doença varia de 0 a 33,3% e a transmissão parece ainda estar ativa nas zonas rurais do México [53]. A contaminação de pavimentos domésticos por ovos de Taenia também foi estudada; os valores mais elevados foram registados em pavimentos de cozinha e na primavera[34]. A contaminação fecal continua a ser um risco nas comunidades rurais.

❖ Em África e Madagáscar

Um desconhecimento quase total do ciclo de *T. solium* envolvendo suínos (cisticercose) e homens (taeníase e cisticercose) foi sistematicamente relatado em estudos realizados em África[9,41]. *A T. solium* está provavelmente disseminada na maioria dos países africanos onde os suínos são criados livremente e a carne de porco é consumida. No entanto, há muitos países onde não há informação disponível. Embora a epilepsia seja um problema importante nos países africanos, muitas vezes associado à neurocisticercose, foram efectuados poucos estudos sobre o complexo ténia/cisticercose. [73].

A cisticercose foi descrita na África Ocidental e Central (Costa do Marfim, Togo, Mali, Benim, Nigéria, Camarões, República Centro-Africana, etc.). Nos Camarões, os primeiros casos de cisticercose humana foram descritos na Província Ocidental em 1985[99]. Os Camarões são um dos países da África Central onde o complexo ténia/cisticercose tem sido extensivamente estudado em humanos e suínos. Na província ocidental dos Camarões, a cisticercose humana foi estimada entre 0,7 e 2,4%. Um estudo de pacientes epilépticos revelou uma alta taxa de prevalência de 44,6%.[99]. A prevalência da cisticercose suína, medida por amostragem da língua, é de 6,1%; varia entre 11,0 e 21,8% por ELISA [70]. Na África Oriental e Austral, o complexo teniose/cisticercose é um problema emergente, principalmente ligado ao aumento da produção de suínos no Quénia, Uganda, Zâmbia e Zimbabué[47,66]. A taxa de cisticercose suína foi estimada em cerca de 10%. Outros estudos referem que a neurocisticercose e a epilepsia são problemas de saúde pública no Burundi e na República Democrática do Congo[102].

Em Madagáscar, os primeiros casos foram descritos no início do século XX[75]. A seroprevalência da cisticercose ativa foi estimada entre 7 e 21%, com valores inferiores a 10% nas regiões costeiras (Mahajanga e Toamasina) e superiores nas regiões centrais (Antananarivo, Fianarantsao), onde a criação de suínos é mais importante [77,100]. Durante um inquérito seroepidemiológico efectuado no porto de Mahajanga, a prevalência da cisticercose foi estimada em 19%. [49]. A cisticercose foi identificada como um fator de risco para a epilepsia[4].

Na Ásia, a prevalência de *T. solium* é difícil de estimar devido à presença simultânea de *T. saginata* e *T. asiatica*. No entanto, *a T. solium* está presente nos países mais populosos, como a Indonésia, a China, a Índia e o Vietname[71,96]. A infeção por *T. solium* é menos comum nas Filipinas, Tailândia, Malásia, Bangladesh e Coreia do Sul. A doença é rara na Península Arábica, no Afeganistão, no Iraque, no Irão e no Paquistão. [64]. Na China, a política de abertura do mercado, implementada a nível nacional em 1989, levou a um aumento acentuado do número de pequenos talhos e matadouros privados, onde não existe uma inspeção rigorosa da carne. Desde então, têm sido registados cada vez mais casos de taeníase e cisticercose nos hospitais

provinciais. Cinco províncias são hiper-endémicas em termos de cisticercose suína: Sichuan, Yunnan, Guizhou, Qinghai e Mongólia Interior. Yunnan é particularmente afetada, com taxas de prevalência que variam de 0,5 a 2,8% e uma taxa de teniose humana de 13,2 a 34,7[10]. Em Henan, após um programa de controlo de seis anos, a teníase por *T. solium* diminuiu 90,8% e a cisticercose 96,8 [98]No entanto, a infeção nos suínos e, consequentemente, a transmissão entre suínos e seres humanos, é resistente a este tipo de campanha. O controlo veterinário é o primeiro passo para limitar a transmissão. A vacinação dos suínos é outra possibilidade[13,44]. Várias organizações estão atualmente a trabalhar na criação de programas de controlo: o Peru Cysticercosis Working Group[32]o Grupo de Trabalho sobre Cisticercose na África Oriental e Austral [40]a Rede para
taeníase/cisticercose e equinococose na Ásia e na região do Pacífico[35] e, mais recentemente, o Grupo de Trabalho sobre Cisticercose na Europa[97]. Estes programas devem apoiar uma ação conjunta entre médicos, veterinários e biólogos. Necessitam do apoio político dos países afectados, bem como de organismos internacionais como a OMS e a FAO.[20]. Acima de tudo, devem combinar várias acções: tratamento em massa, controlo veterinário, campanhas de vacinação e educação.[23]

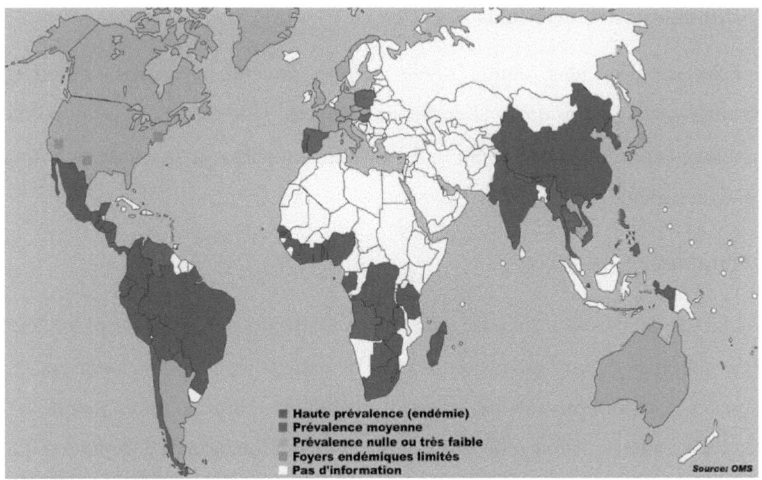

Figura 5 Distribuição geográfica de *T. solium* (fonte: OMS 2015)

I.3 Diagnóstico biológico

I.3.1. Circunstâncias do diagnóstico

As circunstâncias em que a taeníase por *Taenia solium* é diagnosticada podem variar consoante os sintomas apresentados pelo doente e as circunstâncias epidemiológicas. Seguem-se algumas situações que podem levar a um diagnóstico de taeníase por *Taenia solium*:

- **Presença de segmentos de vermes nas** fezes

Segmentos de *Taenia solium*, chamados proglótides, podem ser visíveis nas fezes do paciente. Estes segmentos parecem pequenos pedaços de fita branca lisa e podem ser vistos a olho nu.[29]

- **Auto-diagnóstico**

Em alguns casos, os doentes podem observar segmentos de vermes nas fezes ou à volta do ânus. Podem suspeitar de uma infeção parasitária e consultar um profissional de saúde para diagnóstico e tratamento adequado.[29]

- **Sintomas gastrointestinais**

As pessoas infectadas com *Taenia solium* podem apresentar sintomas gastrointestinais, como dores abdominais, náuseas, vómitos, diarreia ou perda de apetite. Estes sintomas podem levar a exames médicos para estabelecer um diagnóstico exato.[10]

- **Sintomas** neurológicos

Se as larvas *de Taenia solium* migrarem para o sistema nervoso central, podem causar sintomas neurológicos como dores de cabeça, convulsões, visão turva, alterações comportamentais ou sinais de meningite. Nestes casos, podem ser efectuados exames médicos de imagiologia, como a tomografia computorizada (TC) ou a ressonância magnética (RM), para identificar as lesões cerebrais causadas pelas larvas.[12]

- **Exposição a zonas** endémicas

Se o doente tiver viajado ou viver numa zona onde a infeção por *Taenia solium* é endémica, o diagnóstico de taeníase pode ser considerado, dependendo da prevalência da infeção nessa região.[7]

I.3.2. Modificação biológica não específica

Baseia-se numa HES de importância variável, geralmente com um pico entre a 5ª e a 10ª semana após a infestação, com um regresso ao normal em 3 a 5 anos. Nos casos cerebrais, o exame do LCR revela uma eosinofilia sanguínea elevada, hiperalbuminorraquia e hipoglicorraquia. A serologia nem sempre dá bons resultados. O exame parasitológico das fezes revela anéis e embrióforos *de T. solium.*[6]

I.3.3. Diagnóstico parasitológico

Métodos coprológicos

Trata-se da deteção de ovos e/ou proglótides ovígeras nas fezes. Em geral, a sensibilidade do exame fecal não é muito elevada. Várias técnicas de diagnóstico combinadas (flutuação, sedimentação) podem detetar 91 a 97% das infestações, enquanto uma única técnica pode detetar 50 a 78% dos casos. Durante a passagem pelo esfíncter anal, os ovos são libertados e depositados à volta da superfície peri-anal, sendo possível recolher estes ovos diretamente (técnica da fita adesiva) para exame microscópico direto. As proglótides são expelidas de forma intermitente com as fezes dos portadores. Por conseguinte, um único exame microscópico é por vezes insuficiente. Deve perguntar-se aos doentes se têm conhecimento de que são portadores do verme adulto.

I.3.4. Diagnóstico imunológico

O diagnóstico imunológico da *Taenia solium*, também conhecida como ténia dos suínos, pode ser efectuado através de vários testes serológicos. Seguem-se alguns dos testes habitualmente utilizados para diagnosticar a infeção por *Taenia solium*:

Pesquisa de anticorpos anti-T. *solium*: Esta pesquisa mede a presença de anticorpos específicos contra *Taenia solium* no sangue do paciente. Pode ser efectuado utilizando técnicas como ELISA (ensaio de imunoabsorção enzimática) ou immunoblot.

Immunoblot: Esta técnica utiliza proteínas extraídas da *Taenia solium* para detetar especificamente anticorpos dirigidos contra este organismo. É frequentemente utilizada para confirmar um resultado ELISA positivo. Teste de imunofluorescência indireta (IFI): Este teste baseia-se na deteção de anticorpos específicos contra a *Taenia solium* no soro do doente. Os antigénios da *Taenia solium* são fixados a um suporte sólido e reagem com os anticorpos presentes na amostra. Quando os anticorpos estão presentes, observa-se uma fluorescência específica.

Teste Western blot: Este teste é semelhante ao immunoblot e é frequentemente utilizado para confirmar os resultados positivos de outros testes serológicos. Detecta anticorpos específicos dirigidos contra proteínas específicas *da Taenia solium*.

É de notar que estes testes imunológicos detectam a presença de anticorpos produzidos pelo sistema imunitário em resposta à infeção por *Taenia solium*.

No entanto, não conseguem distinguir entre uma infeção ativa e uma infeção ou exposição anterior ao organismo. Por conseguinte, podem ser necessários exames adicionais, como imagiologia médica (TAC, RMN) ou análise das fezes para detetar ovos de *Taenia solium*, para confirmar o diagnóstico. É aconselhável consultar um profissional de saúde para um diagnóstico exato e adequado.[6]

I.3.5. Diagnóstico molecular

O diagnóstico molecular da *Taenia solium*, também conhecida como ténia do porco, é geralmente efectuado utilizando técnicas de biologia molecular. Eis alguns dos métodos habitualmente utilizados para diagnosticar esta infeção parasitária:

PCR (Reação em cadeia da polimerase): A PCR é uma técnica utilizada para amplificar especificamente os fragmentos de ADN *da Taenia solium* presentes na amostra recolhida. São geralmente utilizados primers específicos do parasita para detetar e amplificar o seu ADN. Este método é altamente sensível e pode detetar pequenas quantidades de ADN *da Taenia solium*. PCR (PCR quantitativo em tempo real): A PCR é uma variante da PCR que quantifica o ADN do parasita na amostra. Utiliza iniciadores específicos e um marcador fluorescente para medir a quantidade de ADN amplificado em tempo real. Este método é também altamente sensível e pode detetar e quantificar com precisão o ADN *da Taenia solium*.[36]

LAMP (Amplificação Isotérmica Mediada por Loop): A LAMP é um método de amplificação de ADN que ocorre a uma temperatura constante. É rápido e sensível, e não requer equipamento sofisticado. O LAMP utiliza iniciadores específicos para amplificar o ADN *da Taenia solium* e pode ser utilizado no terreno para um diagnóstico rápido.[36]

Sequenciação de ADN: A sequenciação de ADN pode ser utilizada para identificar especificamente *a Taenia solium* a partir de ADN amplificado. Esta técnica permite determinar a sequência genética do parasita e confirmar a sua identificação.[11]

I.3.6. Diagnóstico histológico

O diagnóstico histológico da *Taenia solium* envolve o exame de amostras de tecido retiradas do doente para detetar a presença de caraterísticas específicas do organismo. Os principais métodos utilizados para o diagnóstico histológico da *Taenia solium :*

Biopsia: A biopsia consiste na recolha de uma amostra de tecido suspeito de estar infetado por *Taenia solium*. No caso da infeção por *Taenia solium*, os locais mais comuns para a biopsia podem ser o músculo, o sistema nervoso central ou o tecido ocular. O tecido recolhido é depois fixado, cortado em secções finas e corado antes de ser examinado ao microscópio. Coloração específica: Podem ser utilizadas várias técnicas de coloração para realçar as caraterísticas específicas da *Taenia solium* em amostras de tecido. Por exemplo, a coloração com hematoxilina-eosina (HE) pode revelar a presença de larvas, quistos ou outras lesões caraterísticas associadas à infeção por *Taenia solium*.

Observação microscópica: As amostras de tecido coradas são observadas ao microscópio por um patologista para identificar as estruturas caraterísticas da *Taenia solium*. Estas estruturas podem incluir segmentos de vermes, ganchos, escólex, proglótides (segmentos de ténia) ou quistos que contenham larvas *de Taenia solium*. O exame histológico confirma a presença de *Taenia solium* nos tecidos do doente e pode fornecer informações sobre a extensão da infeção e os danos nos tecidos circundantes. No entanto, é importante notar que o exame histológico, por si só, não é suficiente para efetuar um diagnóstico completo. Podem ser necessários outros testes complementares, como testes serológicos, análise fecal ou exames médicos de imagiologia, para confirmar o diagnóstico de infeção por *Taenia solium*. [6]

I.4. Princípio terapêutico

I.4.1. Objetivo do tratamento

Remover os vermes adultos e os ovos do intestino.

I.4.2. Recursos

O tratamento padrão é o Praziquantel (Biltricide®), um anti-helmíntico de dose única (eficaz contra os vermes). Funciona através do bloqueio do metabolismo da glucose.

Niclosamida (Trédémine ®), também tomada em dose única. Contudo, são necessárias algumas precauções: deve ser tomada após uma refeição ligeira e seguida de um laxante 2 horas mais tarde.[28]

I.4.3 Indicações e dosagem

❖ **Praziquantel**

Indicações terapêuticas

Atualmente, é a referência para *T. solium.*

As suas principais indicações são as infecções parasitárias causadas por trematódeos, incluindo :

- Bilharzíase: *Schistosoma haematobium, Schistosoma intercalatum, Schistosoma japonicum, Schistosoma mansoni,*
- Distomatoses*: Clonorchis sinensis, Opisthorchis viverrini, Paragonimus westermani*

A dose habitual é de 10 mg/kg numa dose única para a taeníase por *T. solium*, mas foi demonstrada uma taxa de sucesso de 100% para *T. solium* com uma dose de 2,5 mg/kg[65]. Os efeitos secundários são raros: dor de cabeça, astenia, artralgia, dor abdominal.

❖ **Niclosamida**

Tratamento da taeníase causada por *T. saginata*, *T. solium*, *Diphyllobotrium latum* e *Hymenolepis nana.*

Posologia: prescrito numa dose de 2 g para adultos e numa dose reduzida a metade ou a um quarto para crianças, este produto requer um método especial de administração:

- ✓ Não comer mais do que no dia anterior,
- ✓ Tomar dois comprimidos, mastigar durante muito tempo e depois engolir com muito pouca água,
- ✓ Esperar uma hora com o estômago vazio,
- ✓ Tomar mais dois comprimidos, mastigar durante muito tempo e depois engolir com muito pouca água,
- ✓ Esperar mais três horas antes de comer.
- ✓ **NB**: A cirurgia pode ser recomendada para o tratamento de complicações. Kalkan et *al.* 2013 removeram com sucesso as ténias por via endoscópica do estômago. Outras abordagens endoscópicas que têm sido utilizadas são a injeção de medicamentos na parede do intestino delgado, permitindo que as ténias se soltem da parede intestinal e sejam excretadas nas fezes.

I.4.4. Monitorização biológica pós-tratamento

O principal objetivo da monitorização biológica pós-tratamento é avaliar a eficácia do tratamento e detetar qualquer reinfeção precoce. Os testes laboratoriais habitualmente utilizados para a monitorização biológica da teníase incluem o exame microscópico das fezes para detetar a presença de proglótides do parasita nas fezes. Um exame de fezes negativo após o tratamento sugere que o tratamento foi eficaz. Recomenda-se a realização de um exame de fezes nas semanas seguintes ao tratamento. Se o exame for negativo, deve ser efectuado outro exame várias semanas mais tarde para confirmar a ausência de reinfeção.

Os testes serológicos podem ser utilizados para detetar anticorpos produzidos em resposta à infeção. Estes testes podem ser úteis para confirmar a infeção passada, mas não são sensíveis para detetar a reinfeção precoce.[28]

I.5. Prevenção

Dado o impacto económico e de saúde pública significativo deste parasita, é vital encontrar meios eficazes de prevenção. A profilaxia baseia-se na interrupção do ciclo epidemiológico no hospedeiro definitivo (homem) e no hospedeiro intermediário (suínos).

I.5.1. Objetivo

Quebrar a cadeia de transmissão

I.5.2. Estratégia

I.5.2.1. Estratégia individual

A prevenção individual envolve, em primeiro lugar, a educação sanitária e a luta contra o perigo fecal nos seres humanos através da higiene regular das mãos, especialmente após o contacto com carcaças de animais, seguida pelo consumo de carne bem cozinhada (as formas infecciosas são rapidamente mortas a uma temperatura superior a 60°C) ou então congelada previamente a 10°C durante 10 dias ou alguns dias entre -20°C e -25°C. A salga pode ser um meio eficaz de higienizar a carne (embora seja necessária uma salmoura a 20° Baumé). Por fim, pode sugerir-se um tratamento com radiações ionizantes (20 000 a 60 000 rads ou cobalto 60), mas raramente é utilizado porque as larvas de vermes chatos parecem menos sensíveis a esta técnica de esterilização. A utilização de fezes humanas como fertilizante na agricultura também deve ser evitada.[16]

I.5.2.2. Estratégia colectiva

As medidas gerais de prevenção a adotar são :

- Sensibilizar o público para a importância da higiene alimentar e das práticas culinárias corretas
- Luta contra o abate ilegal
- Luta contra o abandono de animais
- Construção de latrinas (para evitar a dispersão dos ovos)
- Desparasitação dos animais
- Melhorar o saneamento e a higiene

- Incentivar o saneamento básico ou construir latrinas para evitar a dispersão dos ovos
- Não utilizar fezes humanas não tratadas para fertilizar prados e pastagens
- Tratamento dos indivíduos infectados.[7]
- Evitar comer carne de porco

SEGUNDA PARTE: O NOSSO ESTUDO

OBJECTIVOS

I. OBJECTIVOS

I.1 Objetivo geral

Determinar a prevalência da cisticercose suína no matadouro frigorífico de Ouagadougou e os comportamentos de risco de taeníase entre os consumidores de carne de porco na cidade de Ouagadougou.

I.2 Objectivos específicos

1. Determinar a prevalência da cisticercose suína no matadouro frigorífico de Ouagadougou.
2. Descrever as caraterísticas sócio-demográficas dos consumidores de carne de porco em Ouagadougou
3. Avaliar o conhecimento geral dos consumidores de carne de porco em Ouagadougou sobre a taeníase por *T. solium.*
4. Descrever os hábitos alimentares dos consumidores de carne de porco na cidade de Ouagadougou
5. Identificação dos diferentes factores de risco da taeníase

MATERIAIS E MÉTODOS

II. MATERIAIS E MÉTODOS

II.1 Enquadramento do estudo

O nosso estudo teve lugar na região Centro (especificamente na cidade de Ouagadougou), uma das 13 regiões administrativas do Burkina-Faso. [22]Tem uma população estimada em 3.032.668 habitantes de acordo com o recenseamento geral da população e da habitação (RGPH) de 2019, com uma densidade de 1.081 habitantes/Km e cobre uma área de 2.085 Km . Tem uma população heterogénea, tanto do ponto de vista étnico como geográfico. A região Centro está dividida em 7 departamentos: Komki-Ipala, Komsilga, Koubri, Ouagadougou, Pabré, Saaba e Tanghin-Dassouri. Ouagadougou é a capital administrativa e a maior cidade do Burkina-Faso.

Em matéria de saúde, dispõe de cinco (5) Distritos Sanitários (DS), quatro (4) Hospitais Universitários (CHU), dois (2) Centros Médicos com Antena Cirúrgica (CMA) e cento e sessenta e dois (162) Centros de Saúde e Promoção Social (CSPS), segundo dados da Direção Regional de Saúde do Centro.

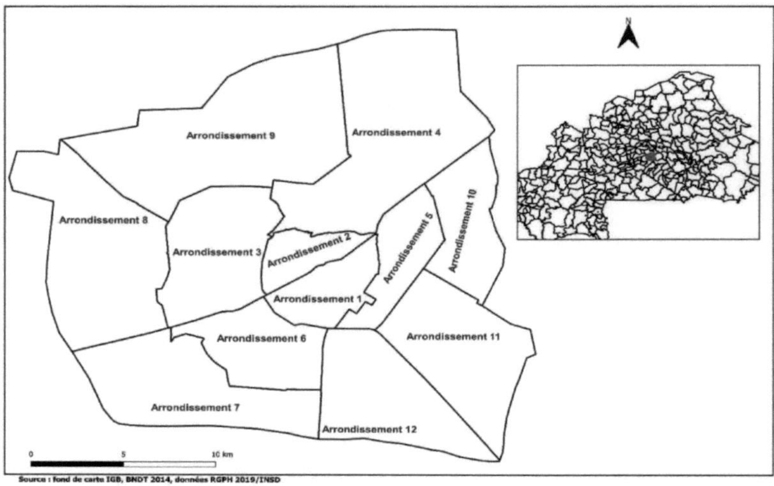

Figura 6 Mapa do município de Ouagadougou (região central)

A primeira parte consistiu num estudo parasitológico efectuado no Matadouro Frigorífico de Ouagadougou (AFO), o maior local de produção de carne no Burkina-Faso.

O AFO é um estabelecimento público industrial e comercial (EPIC). Tem personalidade jurídica e civil e autonomia financeira. Colocada em funcionamento em 7 de agosto de 1975, a sua capacidade de produção era de 13 000 toneladas de carne por ano. Após uma ampliação em 1981, esta capacidade foi aumentada para 15 000 toneladas por ano. Em 1987, foi transformada numa Sociedade de Economia Mista (S.E.M) com um capital de 10 milhões de francos CFA. O matadouro foi construído para responder à necessidade do Burkina Faso de valorizar racionalmente os seus efectivos através da comercialização da carne. Desde a sua criação, o matadouro apenas prestou serviços, funcionando como matadouro municipal.

O matadouro de Ouagadougou ocupa uma superfície de 74 hectares e está situado na zona industrial de Kossodo, na estrada de Kaya, a 7 quilómetros do centro da cidade de Ouagadougou.

Em termos de infra-estruturas, o matadouro é constituído da seguinte forma:

- Um edifício central (o maior) que alberga os escritórios, as linhas de abate, as câmaras frigoríficas e a sala de máquinas
- Um edifício que alberga as casas de banho dos trabalhadores, as lojas, a cantina e a sala de emergência
- Pequeno matadouro sanitário para o abate de emergência de animais doentes ou suspeitos. Dispõe de uma incineradora para a destruição de carnes perigosas.
- Uma unidade de transformação para transformar sangue, ossos e carne não saudável em farinha.
- Uma garagem, um mercado de gado para a venda de animais vivos, um barracão para partir cabeças e um poço com um filtro para decantar as águas residuais.

- Por último, um aquecedor solar de água utilizado para aquecer os porcos e limpar as salas de abate.

A gestão da AFO foi confiada à SOGEAO (sociedade de gestão da AFO).

A segunda parte do estudo foi um inquérito aos consumidores de carne de bovino na cidade de Ouagadougou.

II.2 Período de estudo

O estudo decorreu durante dezasseis meses, de janeiro de 2022 a abril de 2023.

II.3 Tipo de estudo

Trata-se de um estudo descritivo transversal efectuado na cidade de Ouagadougou, na AFO e junto dos consumidores de carne de porco.

II.4. População do estudo

O inquérito aos matadouros incluiu todas as carcaças de suínos abatidas e inspeccionadas por veterinários. Foram tidas em conta todas as carcaças relativas ao período de estudo.

O inquérito à população incidiu sobre os habitantes de Ouagadougou que comem carne de porco e que podem estar expostos ao risco de taeníase se comerem carne contaminada.

II.4.1. CRITÉRIOS DE INCLUSÃO Critérios de inclusão

Foram incluídos no estudo todos os suínos abatidos durante o período de estudo e os consumidores de carne de porco com idade igual ou superior a 15 anos, residentes na cidade de Ouagadougou e que tivessem consumido carne de porco pelo menos uma vez nos três meses anteriores ao inquérito.

II.4.2. Critérios de exclusão

Todas as pessoas que não conseguiram compreender o questionário ou que o preencheram de forma incompleta foram excluídas do estudo. Foram igualmente excluídas as pessoas que preencheram o questionário em linha mas que não residiam em Ouagadougou.

II.5 Amostragem e dimensão da amostra

II.5.1. Amostragem

Dado que a base de amostragem dos consumidores de carne de suíno (lista completa) não está disponível, não podem ser utilizados métodos probabilísticos, mas sim métodos empíricos. No nosso caso, utilizámos o método das unidades-padrão. Este método consistiu em definir critérios precisos, nomeadamente o consumo de carne de porco e a idade mínima de 15 anos, e em interromper a recolha quando a dimensão da amostra foi atingida.

II.5.2. Dimensão da amostra

De acordo com o método de Schwarz, a equação padrão para calcular o tamanho da amostra é :

$$Taille\ de\ l'échantillon = \frac{z^2 p * (100\% - p)}{e^2}$$

- Z=Estatística da distribuição normal centrada reduzida para n maior ou igual a 30. É 1,96 para um nível de confiança de 95%,
- P= Consumidores de carne de porco na cidade de Ouagadougou
- 1-p=proporção de indivíduos não afectados pelo estudo (não consumidores de carne de porco)
- e=Margem de erro=5

Como p não é conhecido a partir das estatísticas existentes, utilizaremos 50% como percentagem de consumidores de carne de porco na cidade de Ouagadougou. Aplicando esta fórmula, obtém-se uma dimensão mínima de 384 consumidores de carne de porco. Para ter em conta as não respostas parciais ou totais, a dimensão final da amostra é de 404 consumidores.

II.6. Equipamento

- Porcos
- Humanos

❖ **Ferramentas**

Utilizámos um formulário de inquérito dirigido aos consumidores de carne de porco na cidade de Ouagadougou. Além disso, para avaliar a prevalência da cisticercose no matadouro frigorífico de Ouagadougou, utilizámos os seguintes materiais:

- Um par de botas
- Um casaco branco
- Uma faca
- Uma lanterna
- Luvas de látex descartáveis
- Um smartphone para tirar fotografias.
- Cartões de pontuação

II.7. Recolha de dados

A recolha de dados foi efectuada no matadouro frigorífico de Ouagadougou e as informações recolhidas foram os resultados dos exames post-mortem. Tratava-se principalmente da presença ou ausência de quistos e da sua localização.

Em seguida, os dados foram recolhidos sob a forma de um inquérito destinado a recolher informações específicas, estruturado de acordo com um questionário pré-definido e adaptado aos objectivos da investigação; o questionário foi administrado em linha e foram elaboradas fichas de recolha de dados para a recolha de dados em mobilidade. As informações recolhidas referiam-se às caraterísticas sociodemográficas dos inquiridos, aos seus conhecimentos sobre a taeníase e aos seus hábitos culinários.

II.8. Descrição do estudo

II.8.1. Estudo parasitológico

O estudo parasitológico foi realizado na AFO durante o período de janeiro de 2022 a janeiro de 2023 e abrangeu todos os suínos abatidos durante este período. Fizemos parte da unidade de saúde animal responsável pela inspeção post-mortem das carcaças e dos vários órgãos de predileção para os cisticercos.

II.8.1.1. Princípios gerais da inspeção post-mortem

A inspeção post-mortem foi efectuada logo que a carcaça foi preparada, uma vez que algumas lesões podiam desaparecer ou desenvolver-se com o tempo. Com exceção da pele, nenhuma parte do animal foi retirada das instalações antes da realização da inspeção post mortem. É essencial manter a ligação entre uma carcaça e as suas miudezas até à conclusão da inspeção, pelo que era necessário um sistema de rotulagem eficaz, tanto para as carcaças como para as miudezas. As carcaças consideradas próprias para consumo humano foram claramente marcadas imediatamente após a inspeção. A marca deve ser claramente visível e explícita;

Quando a anomalia era localizada, procedia-se a uma rejeição parcial da carcaça ou de um órgão, sendo apenas rejeitada e classificada como imprópria a parte afetada e os tecidos na vizinhança imediata. Em caso de infeção generalizada, toda a carcaça era apreendida.

II.8.1.2. As diferentes fases da inspeção post-mortem

A especificidade da inspeção da carne foi de 38,7%. Todas as competências profissionais e técnicas foram utilizadas para aplicar as técnicas de observação, incisão e palpação.

- Preparação da carcaça: a pele e certos órgãos internos, como o fígado, foram retirados para permitir aos inspectores visualizar os músculos e os tecidos profundos da carcaça.

- Inspeção visual: os inspectores efectuaram uma inspeção visual minuciosa dos músculos, utilizando uma lanterna para identificar quistos potencialmente infecciosos.
- Palpação: os inspectores também utilizaram a palpação para detetar quistos que não eram visíveis a olho nu. Apertavam suavemente os músculos para detetar quaisquer áreas de consistência diferente ou quaisquer formações de pequenas massas.
- Marcação e classificação: a carcaça e as vísceras de um animal infestado tinham de ser diferenciadas de acordo com o seu nível de infestação. Uma infeção generalizada significa que se encontram dois ou três quistos em cada corte dos músculos mastigatórios, do coração, do diafragma e dos seus pilares, e que se observam dois ou três quistos nos músculos visíveis durante as operações de preparação. Em caso de infestação moderada ou ligeira, correspondente a um pequeno número de cisticercos mortos ou degenerados, a carcaça é conservada durante um máximo de 10 dias a -10°C.

Todos os resultados positivos e negativos durante o nosso período de estudo foram registados nos nossos formulários de recolha de dados.

II.8.1.3. Caraterísticas dos cisticercos

Na inspeção post-mortem, os cisticercos apareceram sob a forma de :

- Pequenas lesões brancas nos músculos (cisticercos duas a três semanas após a infeção).
- Vesículas claras e transparentes com 5 mm x 10 mm (cisticercos infecciosos, 12 a 15 semanas após a infeção);
- Quistos opacos, em forma de pérola (após 15 semanas de infeção);
- Degeneração, caseificação e calcificação dos quistos (após 12 meses ou mais de infeção).

II.8.2. Inquérito

O questionário em linha obteve inicialmente 250 respostas. Em seguida, elaborámos um questionário em papel, a fim de atingir todos os sectores da população. Este questionário foi também aplicado aleatoriamente nos mercados e bairros da cidade de Ouagadougou a pessoas que preenchiam os critérios do inquérito, o que resultou em mais 154 respostas.

II.9. Variáveis recolhidas

Durante o estudo, foram recolhidas as seguintes variáveis:

Variáveis sócio-demográficas: idade em anos, género, profissão, nível de educação e local de residência.

Variáveis clínicas: História de taeníase por *T. solium*, história de sintomas abdominais ou neurológicos após o consumo de carne de porco.

Hábitos alimentares: custo médio da carne consumida por semana, métodos de cozedura da carne, local de compra, consumo de carne fumada ou grelhada à beira da estrada, consumo de carne importada, consumo de carne crua ou mal cozinhada.

II.10. CONSIDERAÇÕES DE CARÁCTER ÉTICO E ADMINISTRATIVO Considerações de carácter ético e administrativo

Antes de iniciar o estudo, submetemos o protocolo de investigação ao comité de ética, que o aprovou. Obtivemos a aprovação por escrito da Direção Regional da Saúde do Centro e do Matadouro Frigorífico de Ouagadougou, depois de explicarmos os objectivos e os métodos utilizados.

Foi solicitado o consentimento informado dos participantes antes da sua inclusão no estudo. Os dados foram recolhidos de forma anónima e sob condições de confidencialidade.
Os resultados serão divulgados pelos meios adequados, nomeadamente nas estruturas incluídas e em revistas científicas.

II.11. PLANO DE ANÁLISE DE DADOS Plano de análise de dados

II.11.1. Controlo da qualidade dos dados

Os dados foram recolhidos e armazenados em formulários de inquérito. No final de cada dia, verificámos sistematicamente todos os formulários preenchidos para garantir que tinham sido corretamente preenchidos e para corrigir eventuais erros no mesmo dia.

II.11.2. Análise estatística

Todos os dados recolhidos foram introduzidos, processados e analisados utilizando o Epi Info 7.2 e o Microsoft Excel 2019. O Epi Info foi utilizado para calcular parâmetros posicionais, como médias e desvios-padrão, e para criar tabelas. O Excel foi utilizado para formatar as tabelas e os gráficos.

RESULTADOS

III. RESULTADOS

III.1 Estudo parasitológico no hospedeiro intermediário

III.1.1. Prevalência global da cisticercose suína

No total, foram abatidos 4923 suínos durante o período de estudo. As zonas de abastecimento eram numerosas. As mais importantes foram o Norte, o Centro-Norte e o Leste, que são centros de produção relativamente grandes.

Pouytenga, Kaya, Djibo e Fada contribuíram para a AFO.

Os porcos eram de raças locais e eram produzidos em dois sistemas: extensivo (cerca de 87%) e intensivo (cerca de 13%).

Registámos um total de 67 casos de cisticercose, o que corresponde a uma prevalência global de 1,4%. As prevalências de (2,7%) e (2,0%) foram registadas em março de 2022 e abril e dezembro de 2022, respetivamente. Em janeiro e fevereiro de 2022, registámos uma prevalência de (0,6%). Isto é mostrado na Figura 7.

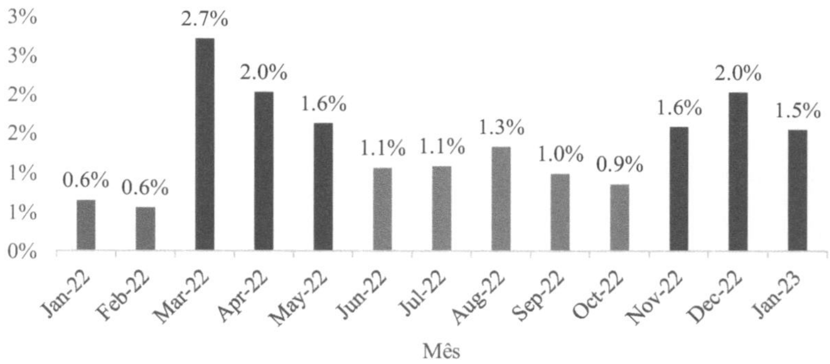

Figura 7 Prevalência da cisticercose suína por mês

III.1.2. Frequência da cisticercose suína por mês

Foram observadas frequências de 13,4% em março de 2022 e dezembro de 2022; foi observada uma frequência de 13,4% em janeiro de 2022 e fevereiro de 2022 (3,0% dos casos).

O quadro seguinte apresenta estes resultados.

Mesa I Incidência mensal de cisticercose suína na AFO

Períodos	Número total de abates controlados	Número de casos	Frequência
Jan-22	308	2	3,0%
Fev-22	360	2	3,0%
22 de março	332	9	13,4%
Abr-22	345	7	10,4%
22 de maio	370	6	9,0%
22 de junho	378	4	6,0%
Jul-22	556	6	9,0%
22 de agosto	378	5	7,5%
22 de setembro	406	4	6,0%
Out-22	468	4	6,0%
Nov-22	317	5	7,5%
22 de dezembro	445	9	13,4%
23 de janeiro	260	4	6,0%
Total	**4923**	**67**	**100%**

III.1.3. Distribuição dos cisticercos de acordo com os órgãos

Na inspeção post-mortem, foram procurados cisticercos nos vários órgãos, nomeadamente na carcaça, no fígado, no coração e na língua. Estas análises mostraram que o coração era o órgão mais infetado, com um total de 55 casos em 67. Poucos cisticercos foram encontrados na carcaça (5 casos) e na língua (2 casos). É também de salientar que não foram detectados casos nos pulmões. Estas localizações electivas estão distribuídas da seguinte forma.

Tabela II Repartição dos casos de cisticercose por localização

Cisticercose (localização)	Força de trabalho	Frequência
Carcaça	5	7,46%
Fígado	1	1,49%
Coração	55	82,09%

Língua	2	2,99%
Outros	4	5,97%
Total	67	100%

III.2 Inquérito sócio-demográfico aos homens

III.2.1. Caraterísticas sócio-demográficas

❖ **Sexo**

O número total de participantes no estudo foi de 404. Cinquenta e sete vírgula quatro por cento (221/404) eram do sexo feminino. O rácio entre os sexos (M/F) foi de 0,82

❖ **Idade**

A idade média da população estudada era de 33 ±12 anos. O mais novo tinha 15 anos e o mais velho tinha mais de 66. 43,1% (174/404) dos consumidores de carne de porco inquiridos tinham entre 26 e 35 anos, enquanto 6,7% (27/404) tinham mais de 65 anos. Esta situação está representada no quadro e na figura abaixo.

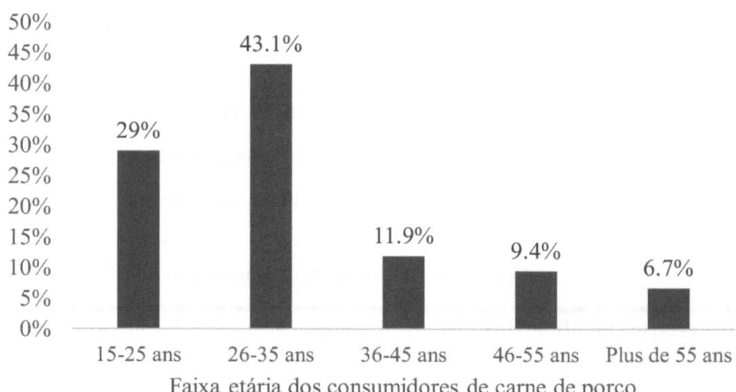

Figura 8 Distribuição etária da população estudada

❖ **Nível de estudos**

Os inquiridos distribuíram-se de forma heterogénea de acordo com o nível de escolaridade. A proporção da população com ensino superior foi de 68,8% (278/404). Para os outros grupos populacionais, ou seja, os que têm o ensino secundário ou primário e os que não frequentam a escola, os valores foram de 11,4% (46/404), 7,7% (31/404) e 12,1% (49/404), respetivamente. A figura seguinte apresenta os resultados.

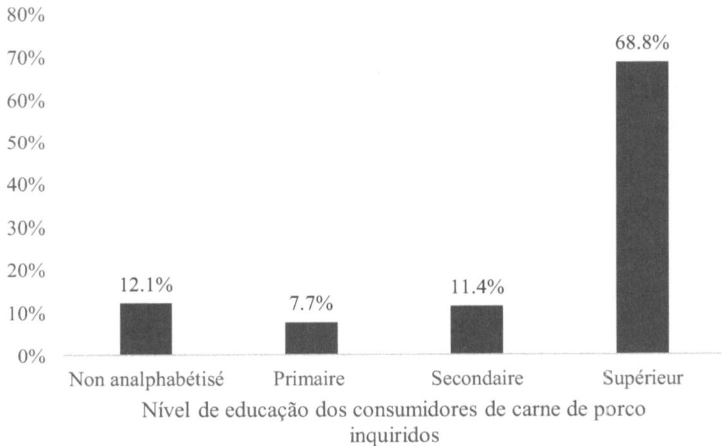

Figura 9 Repartição da população do estudo por nível de ensino

❖ Profissão

A distribuição da população estudada por profissão também foi diversificada. Na amostra do nosso estudo, as donas de casa eram as mais numerosas com 32,2% (130/404), seguidas dos alunos e estudantes com 31,4% (127/404) e dos funcionários públicos com 12,9% (52/404). Os resultados são apresentados no quadro seguinte.

tabela III Repartição da população estudada por profissão

Profissão	Força de trabalho	Frequência

Artesão	12	3,0%
Retalhista	52	12,9%
Aluno/estudante	127	31,4%
Funcionário público	52	12,9%
Empregada doméstica	130	32,2%
Profissão liberal	6	1,5%
Reforma	6	1,5%
Empregado do sector privado	17	4,2%
Desempregado	2	0,5%
Total geral	**404**	**100%**

III.2.2. Conhecimentos gerais da população em estudo

Verificou-se que 84,2% (340/404) dos inquiridos tinham conhecimento do risco de comer carne crua ou mal cozinhada e da existência de zoonoses transmitidas ao homem pela carne de porco. Esta repartição por género é composta por 84,7% (103/183) do total de homens e 83,7% (184/221) do total de mulheres inquiridos. Esta situação é resumida no gráfico abaixo.

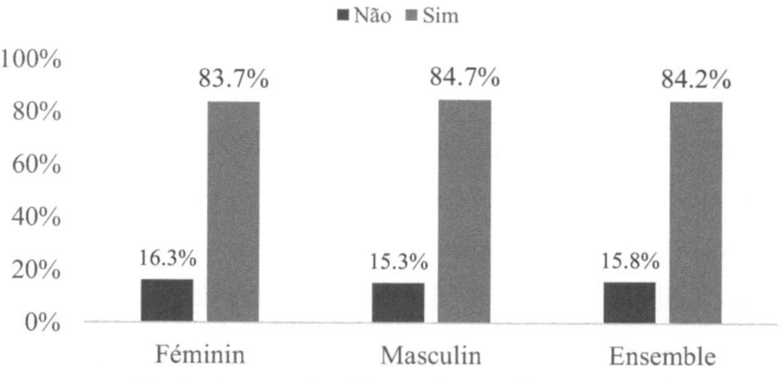

Figura 10 Conhecimento das doenças parasitárias associadas ao consumo de carne de porco

Nosso estudo também nos permitiu avaliar o conhecimento da população sobre a taeníase por *T. solium* em humanos. De um modo geral, verificámos um nível de conhecimento aceitável, mas o risco de contaminação mantém-se face a determinadas práticas identificadas na população em estudo, que podem ser uma fonte de contaminação e de disseminação da doença na população.

Dos inquiridos, 84,2% (340/404) afirmaram conhecer os riscos associados à ingestão de carne de porco mal cozinhada ou crua, e 15,8% (64/404) da população em estudo não tinha conhecimento das vias de transmissão da teníase.

A maioria dos participantes no estudo (55%, 222/404) desconhecia o agente causador (*T. solium*) da ténia humana e da cisticercose suína. Também obtivemos uma elevada proporção da população do estudo, ou seja, 63,9% (258/404), que não conhecia os sintomas da ténia nos seres humanos.

44,6% (180/404) não tinham conhecimento de como prevenir a taeníase.

III.2.3. História clínica

Dos consumidores inquiridos, 65,8% (266/404) afirmaram ter tido um ou mais sinais clínicos após a ingestão de carne de porco. Estes sintomas eram essencialmente perturbações digestivas, nomeadamente dores abdominais, diarreia, obstipação, náuseas e vómitos, e alguns sinais neurológicos, como convulsões e dores de cabeça, atribuídos à ingestão de alimentos mal cozinhados, nomeadamente carne de porco. A frequência destas perturbações gastrointestinais é resumida na figura seguinte.

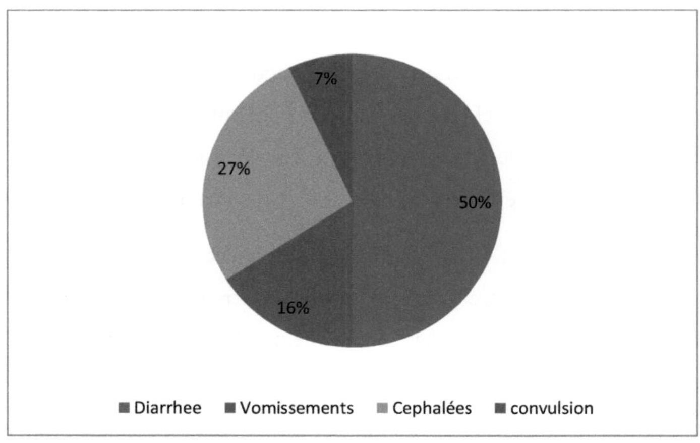

Figura 11 Frequência das perturbações

História da taeníase por *Taenia solium*

Verificou-se que uma percentagem considerável dos participantes tinha sido previamente diagnosticada com taeníase. Isto representou 9,7% da população do estudo, ou seja, 39 das 404 pessoas inquiridas.

III.2.4. Hábitos alimentares

❖ **Frequência do consumo de carne de porco**

A avaliação da frequência do consumo de carne de porco permitiu-nos agrupar os consumidores em três categorias. Da nossa população de estudo, 10,1% ou 41/404 consumiam carne de porco frequentemente (mais de dez vezes por mês), 67,6% ou 273/404 consumiam carne de porco ocasionalmente (pelo menos cinco vezes por mês) e 22,3% ou 90/404 raramente consumiam carne de vaca (menos de uma vez por mês, geralmente durante as cerimónias). Estes resultados são apresentados no quadro seguinte.

Tabela IV Frequência do consumo de carne de porco

Frequência do consumo de carne de porco	Força de	Frequência

	trabalh o	
Ocasionalmente	273	67,6%
Raramente	90	22,3%
Frequentemente	41	10,1%
Total geral	404	100%

❖ **Local de compra da carne**

Os locais de compra de carne variavam. A maioria da população estudada (213/404) comprava a sua carne em charcutarias, 22,0% (89/404) não tinha local fixo de compra e 9,4% (38/404) comprava a sua carne em talhos locais. Estes dados estão resumidos no quadro seguinte.

Mesa V Local de compra da carne de porco

Local de compra da carne de porco	Força de trabalho	Frequência
Em charcutaria	213	52,7%
Onde quer que os encontremos	89	22,0%
No talho local	38	9,4%
Talhantes itinerantes	36	8,9%
Criadores	28	6,9%
Total geral	404	100%

❖ **Requisitos de inspeção da carne**

Das 404 pessoas inquiridas, apenas 29% (117/404) exigiam que a carne fosse verificada por serviços veterinários qualificados antes da compra, em comparação com 71% (287/404) que não tinham requisitos de inspeção da carne.

❖ **Técnicas de cozedura de carne**

As pessoas que participaram no estudo utilizaram várias técnicas domésticas para preparar a carne. Estas técnicas incluem a cozedura, a cozedura em óleo, a cozedura no forno, a grelha e o churrasco. Estes resultados são apresentados no quadro seguinte.

Tabela VI Técnicas de cozedura da carne

Técnica de cozedura da carne de porco	Força de trabalho	Frequência
No forno	301	29,45%
Cozinhar em óleo	299	29,26%
Cozinhar com água	184	18,00%
Churrasco	120	11,74%
Fritura	116	11,35%
Vapor	1	0,10%
Fumo	1	0,10%
Total geral	1022	100%

❖ **Consumo de carne importada.**

Das 404 pessoas, 79% (319/404) comiam carne importada (salsicha, fiambre, paté) e não a aqueciam habitualmente antes de a comer.

❖ **Consumo de carne mal cozinhada ou crua**

Na população em estudo, 48,5% (196/404) afirmaram ter comido carne mal cozinhada ou crua. A figura abaixo ilustra este resultado

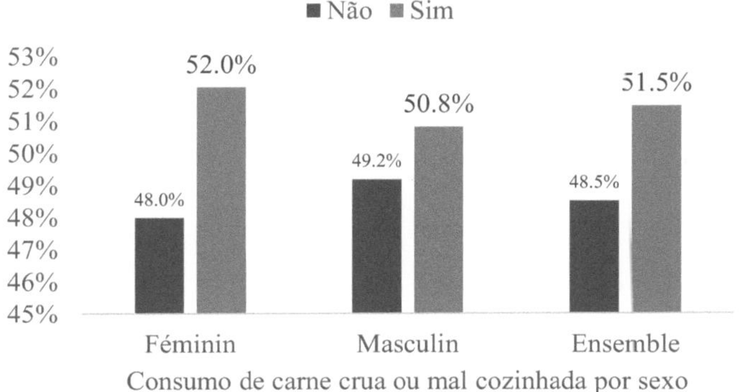

Figura 12 Consumo de carne crua ou mal cozinhada por sexo

DISCUSSÃO

IV. Discussão

O nosso estudo foi realizado na cidade de Ouagadougou de janeiro de 2022 a janeiro de 2023. Na sequência de uma revisão da literatura sobre a taeníase por *T. solium,* tomámos consciência dos vários perigos e do impacto na saúde pública e na economia que esta doença negligenciada poderia causar, particularmente nos países em desenvolvimento com más condições sanitárias, sistemas extensivos de produção de suínos, falta de práticas de inspeção de rotina da carne e elevadas taxas de abate clandestino. Uma doença geralmente benigna que muitas vezes passa despercebida, a infeção por ténias pode ter uma série de complicações potencialmente fatais. A cisticercose humana é um problema de saúde pública e é responsável por 30% dos casos de epilepsia[99].[99]. A falta de dados a nível nacional levou à realização de estudos aprofundados sobre o assunto e à necessidade de criar programas de controlo e de luta contra a ténia e a cisticercose a nível nacional. Todos estes factores estiveram na base da escolha do nosso tema.

Os nossos objectivos eram determinar a prevalência global da cisticercose suína no matadouro frigorífico de Ouagadougou, descrever as caraterísticas sócio-demográficas da população estudada, avaliar o conhecimento geral da população sobre a taeníase por *T. solium* e, finalmente, descrever os seus diferentes hábitos alimentares, a fim de identificar os vários factores de risco para a taeníase. As categorias de consumidores, as suas preferências alimentares por formas de carne de porco cozinhada, a atividade e a frequência deste consumo foram assim melhor caracterizadas.

IV.1. Limitações e dificuldades do estudo

As horas de abate noturno foram a primeira dificuldade do nosso estudo. Deslocávamo-nos ao matadouro todas as noites para assistir às diferentes inspecções, o que era muito complicado devido aos diferentes percursos que tínhamos de fazer durante o dia. Fomos ajudados por toda a equipa de inspeção para que não perdêssemos nenhum dado.

Também não foi possível determinar a prevalência da cisticercose suína em função da idade dos animais, do seu sexo e da sua origem exacta. Isto deveu-se, em parte, ao grande número de animais abatidos por dia, o que dificultou a recolha de dados antes e depois do abate, e também às horas de abate noturno.

Outra limitação deste estudo foi a técnica utilizada para detetar cisticercos, que geralmente tem uma baixa sensibilidade. De acordo com várias publicações, esta técnica apenas permite o diagnóstico de 30% dos casos. [91]dos casos efectivos de cisticercose. Por exemplo, a sensibilidade de deteção de 15,6% foi registada por Eichenberger et *al.* em 2013[104]. Noutro estudo, foi comunicada uma sensibilidade de deteção muito baixa (0,54%) para a inspeção da carne, enquanto a prevalência real foi estimada em 42,5% na Bélgica em 2018[105]. Esta baixa sensibilidade pode estar relacionada com o número limitado de incisões que podem ser efectuadas devido a questões de comercialização associadas à mutilação grosseira das carcaças e a uma elevada probabilidade de contaminação (Wanzala et *al.*, 2013)[106]. Por conseguinte, a verdadeira prevalência da cisticercose suína pode ser mais elevada do que a relatada aqui (1,4%), o que pode subestimar ainda mais os impactos económicos e de saúde pública na região. Outra limitação do estudo é a utilização da recordação histórica dos inquiridos para avaliar o historial de exposição à taeníase humana; alguns indivíduos podem sofrer de um viés de recordação que pode exagerar ou subestimar a verdadeira dimensão do problema. Isto foi particularmente evidente pelo facto de algumas pessoas que não comiam carne crua terem relatado ter tido ténia no passado. A história da infeção deve ser verificada utilizando testes adequados dirigidos à população humana em geral.

IV.2 Estudo parasitológico

A prevalência global de cisticercose suína no nosso estudo, utilizando a técnica de inspeção post-mortem de 1,4%, foi muito próxima da obtida por MOPOUNDZA et *al.* na zona de abate de Kinsoundi em Brazzaville, utilizando a mesma técnica, que registou uma prevalência de 1,69% em 2019.[52] Estes resultados são semelhantes aos obtidos por Ahossi (2012) para o período de

2008 a 2010, que foram de 1,22% e 1,44%, respetivamente, para as comunas de Klouékanmé e Dogbo.

Também foram comunicadas prevalências semelhantes noutras regiões. Outro estudo realizado por Mwabonimana et *al.* em 2020 também revelou uma prevalência de 1,8% de cisticercose suína no oeste de Keneya. Os autores observaram também que a prevalência era mais elevada utilizando o teste Ag-ELISA (3,8%) nas explorações e 5,3% nas mesas de abate.

No presente estudo, a prevalência da cisticercose suína na inspeção post mortem (1,4%) é superior à prevalência observada na inspeção da língua (1,04%) por Ahoussi em 2012. Isto pode ser explicado pelo facto de a inspeção post-mortem detetar tanto infestações ligeiras como pesadas, ao passo que o teste da língua detecta mais facilmente infestações pesadas. A prevalência do presente estudo no exame post mortem (1,4%) é ligeiramente inferior às taxas de 2,2% observadas por Gonzalez et *al.*[31] em 2004. É muito mais baixa do que as prevalências de 5,6% e 4,6% registadas, respetivamente, por Eshitera et *al.*[21] em 2012, no Quénia, e Porphyre et *al.*[68] em 2015, em Madagáscar. É baixa em comparação com as registadas na Zâmbia por Phiri et al. em 2002 e na Nigéria por Gweba et al. em 2010; estes autores observaram prevalências de 20,60% e 14,40%, respetivamente. A prevalência é inferior aos 2% registados por Zoli et *al.*[22] em 2003, no seu trabalho "Etat régional, épidémiologie et impact de la cysticercose à *Taenia solium* dans les pays occidentaux et Afrique centrale" [Estado regional, epidemiologia e impacto da cisticercose por *Taenia solium* nos países ocidentais e na África central]. Por outro lado, é superior à prevalência de 0,87% observada no Benim por Goussanou et *al.*[33] em 2014, citado por Dahourou et *al.*[16] em 2018. No entanto, a diferença é muito grande em comparação com a taxa de 34% observada por Assana et *al.*[9] em 2001, numa inspeção post-mortem, que trabalharam sobre a prevalência da cisticercose em Mayi-Danay (Norte dos Camarões) e Mayo-Kabbi (Sudoeste do Chade). Esta diferença é também muito grande em comparação com a taxa de 20% registada por Phiri et *al.*[66] 2003), observada em inspecções post-mortem efectuadas em matadouros de seis das nove províncias da Zâmbia. A nossa

prevalência global é também mais elevada do que a prevalência global observada no sul do Senegal (0,1%) e na Gâmbia (0,2%) por Secka et *al.*[84] em 2010; e no Burkina Faso (0,22%) por Dahourou et al. (2018). Todos os resultados obtidos no exame post-mortem confirmam a presença de cisticercose no Burquina Faso em geral e na AFO em particular.
Esta diferença pode ser explicada pela sensibilidade do Ag-ELISA de 100% (95% CI: 19,79- 100,00) e especificidade de 96,4% (95% CI: 90,49- 98,84). [55] Para além disso, Msawenkosi I Sithole et *al.*[55] relataram uma prevalência mais elevada (5%) na província do Cabo Oriental da África do Sul em 2019.Numa revisão sistemática em 2015, Kabululu et *al.* [37]na região de Mbeya, Tanzânia, a prevalência de cisticercose por *Taenia solium* foi de 11,5%, com base em testes Ag-ELISA. Tassou et *al.* comunicaram uma prevalência global de 7,83% no Benim, com base em exames ante-mortem (exame da língua) e post-mortem (inspeção sanitária).[89]Rasamoelina et *al.*, por seu lado, forneceram prevalências de 3,9% utilizando o mesmo método num estudo realizado em Madagáscar em 2013[78]Estas prevalências mais elevadas podem ser explicadas pela sensibilidade bastante elevada do método ELISA (92,3%) em comparação com o método convencional, que detecta apenas uma proporção de suínos infectados. As variações nos rácios de prevalência entre os países desenvolvidos e os países em desenvolvimento devem-se provavelmente a esforços de controlo, tais como regulamentos rigorosos de inspeção da carne e sensibilização do público. As diferenças na prevalência da cisticercose suína podem ser explicadas pelas condições agro-climáticas, pela criação e pelas condições climáticas, pelas variações na higiene pessoal e ambiental, pela utilização correta das latrinas e pela religião.

No nosso estudo, o órgão mais infetado foi o coração, com uma frequência de 82,0%. A frequência para a língua foi de 3,0%. Mopoundza et *al.*[52] em 2019, em Brazaville, durante um estudo sobre a prevalência da cisticercose por *Taenia solium* em suínos, mostraram que os cisticercos estavam presentes em grande número nos músculos glúteos, seguidos pelos músculos do ombro, os músculos masseteres e a língua. Esta diferença pode ser explicada pela maior visibilidade das lesões macroscópicas devido à resposta inflamatória precoce do músculo cardíaco.

Maeda et *al.*[46] na Tanzânia, num estudo sobre a distribuição de cisticercos *de T. saginata* em órgãos de bovinos, também mostraram que o coração era o órgão mais infetado. Estes dados mostram que se deve ter mais cuidado na procura de cisticercos no coração durante a inspeção post-mortem.

Em 2010, Thys, E., encontrou dados diferentes no matadouro de Maroua, no norte dos Camarões. [90] que relatou uma frequência mais elevada na língua de 44,17%, a frequência de cisticercose no coração foi de 26,96%.

A ocorrência de cisticercose suína em suínos é um importante fator de risco para a taeníase por *T. solium* nos seres humanos, particularmente na ausência de práticas adequadas de inspeção da carne destinadas a tratar ou condenar carcaças e órgãos infectados antes de os libertar para consumo humano. Estas práticas de tratamento e condenação são essenciais para quebrar o ciclo de vida do parasita. Os principais factores que contribuem para a transmissão da doença no Burkina-Faso incluem o pastoreio a céu aberto, o consumo de carne de porco crua ou mal cozinhada, más práticas de higiene pessoal, falta de sensibilização dos consumidores para a importância da doença e do seu ciclo[48].

Embora a proporção (1,4%) de suínos positivos para cisticercose fosse relativamente baixa, os poucos suínos positivos tinham uma alta frequência de cistos amplamente distribuídos entre os órgãos do corpo e da carcaça. Cada porco positivo tinha cinco quistos. O facto de poucos animais apresentarem elevadas taxas de infestação com quistos amplamente distribuídos pelo corpo tem implicações importantes para a saúde pública. Por exemplo, a carne derivada de um único animal é consumida coletivamente por muitas pessoas na maior parte do país, o que poderia expor mais pessoas à infeção. De facto, esta prática comportamental poderia explicar a elevada incidência de taeníase humana na área de estudo. Os nossos resultados de uma prevalência de 1,4% de cisticercose suína e os 9,7% de inquiridos que referiram uma infeção anterior por ténia apoiam esta hipótese. Mais de metade dos quistos eram viáveis, o que sugere que estes quistos têm o potencial de se desenvolverem em vermes adultos e causarem a doença da ténia quando ingeridos por humanos.

IV.3 Caraterísticas sócio-demográficas

IV.3.1. Sexo e idade

Em termos sociodemográficos, 54,7% da população incluída no nosso estudo era do sexo feminino. Esta proporção de mulheres no nosso estudo foi próxima da relatada em 2017 na RDC por Madinga et *al.* que relataram uma percentagem de mulheres de 55,2%. [45].

Além disso, foram comunicados dados diferentes em 2022 em Madagáscar por Rahantamalala et *al.*[75] que revelou uma percentagem mais elevada de homens (51,2%) e, em 2013, na Tanzânia, por Mwanjali et *al* (57,4%) [56],

De acordo com o RGPH, Ouagadougou tem uma população maioritariamente feminina. A percentagem de mulheres no nosso estudo pode, portanto, ser explicada pelo maior número de mulheres, mas também pelo facto de as mulheres participarem mais nos inquéritos.

IV.3.2. Profissão e nível de educação

Em termos de nível de escolaridade, o nível predominante foi o terciário, representando 68,8% da população estudada. Estes dados diferem dos estudos efectuados por Nyangi et al [63] em 2022 e por Mwanjali et *al*[56] em 2013, na Tanzânia, que registaram um elevado nível de ensino primário em comparação com outros níveis. Estas diferenças de níveis entre os estudos podem ser explicadas pelo facto de os estudos realizados na Tanzânia terem sido realizados em zonas rurais, enquanto o nosso estudo teve lugar em zonas urbanas.

Estes resultados, de acordo com a nossa análise, mostram que a população tem um certo nível de compreensão que pode facilitar a sensibilização para as medidas preventivas contra a taeníase. Por conseguinte, é importante conceber programas de educação específicos destinados a informar e a proteger a população, para que esta possa compreender e apropriar-se de todos os métodos de prevenção.

No que diz respeito à ocupação, o nosso estudo revelou uma percentagem elevada de donas de casa (32,2%), seguida de alunos e estudantes (31,4%). Dados diferentes foram relatados por Zafindraibe et *al.* [100]em 2017, em Madagáscar, constatando que a maioria da população era constituída por estudantes (41,3%), seguidos de agricultores (13,5%). Um estudo efectuado por OA Akinboade[29] sobre o desemprego feminino em África mostrou que o desemprego é mais elevado entre as mulheres. Isto pode explicar o facto de haver mais donas de casa e comerciantes.

IV.3.3. Conhecimentos sobre as ténias e os hábitos alimentares

A proporção (9,7%) de pessoas que relataram ter tido taeníase no passado é comparável a estudos anteriores que relataram 12,5% no Burundi por Minani et *al.*[50] em 2021 e 10% no Vietname por Ng-Nguyen et *al.* [60], em 2017. Por outro lado, o presente estudo mostrou uma história de infeção mais baixa em comparação com estes estudos anteriores, incluindo 30% na Indonésia por Wandra et *al.*[96] em 2013, 28,48% na Tailândia por kusolsuk et *al.* em 2021[42]. O nosso estudo indica que a teníase humana é um importante problema de saúde pública que pode ser atribuído à falta de uma política de inspeção de rotina da carne por inspectores formados e a uma elevada taxa de consumo de carne crua ou mal cozinhada na população (51,5%). De facto, as pessoas que consumiam carne mal cozinhada tinham 25 vezes mais probabilidades de ter relatado uma história de infeção anterior por ténia do que as que não consumiam. Os nossos resultados também sugerem que cozinhar a carne antes de a consumir é uma forma simples, acessível e eficaz de proteção contra a infeção. No entanto, a alteração das práticas de consumo de carne requer uma campanha de sensibilização para educar o público sobre o risco associado ao consumo de carne crua na área de estudo e no país em geral. Embora metade dos inquiridos esteja consciente da necessidade de prevenir a taeníase através da educação pública e dos serviços de inspeção da carne, continua a ser necessário um melhor acesso a instalações básicas de higiene e saneamento.

Foi recolhida uma vasta gama de informações sobre os seus conhecimentos acerca de *T. solium*. A maioria dos inquiridos já tinha ouvido falar da doença (84,20%). Isto pode dever-se ao facto de mais de metade dos inquiridos ter um nível de escolaridade mais elevado. Dados semelhantes foram registados por Mwindunda et *al.*[57] em 2015, em Brazzaville.

No entanto, as vias de transmissão e o agente responsável pela taeníase são desconhecidos para a maioria das pessoas, Dahourou et *al.*[16] relataram dados semelhantes em 2018 na região de Boucle du Mouhoun. No estudo de Ngowi et *al.*[61]em Burkina Faso, apenas 5,3% das pessoas estavam cientes de que a infestação por ténias estava associada ao consumo de carne de porco crua infetada. Chacha et *al.*[15]na Tanzânia e Ngowi et *al.*[61] no Burkina Faso, descobriram, respetivamente, que 33,7% e 6,2% da população estavam cientes de que a cisticercose suína estava ligada ao consumo de fezes humanas por porcos. Esta falta de conhecimento sobre a transmissão da cisticercose nas populações da nossa área de estudo é perigosa, porque um bom conhecimento da transmissão de *T. solium* à população e aos suínos permite evitar comportamentos humanos que aumentam o risco de transmissão tanto para os humanos como para os suínos. De facto, a falta de conhecimento das pessoas sobre a epidemiologia da cisticercose suína e humana leva a comportamentos que facilitam a transmissão e a manutenção de infecções por *T. solium*[87]. Esta situação justifica o facto de 23,8% da população desconhecer que a ingestão de carne crua infetada pode provocar doenças. Assim, parece que a população da área está ciente da doença, mas a epidemiologia permanece desconhecida. Esta situação também foi observada por Shey-Njila et *al.*[85]nos Camarões. Em contraste com o nosso estudo, que mostrou que 45% dos consumidores conheciam o agente causal da taeníase, Ngowi et *al.*[61] e Garcia et al.[26] relataram que 28,6% da população estava ciente da relação entre a doença da tênia em humanos e a cisticercose. A falta de conhecimento do par ténia/cisticercose dificulta o controlo em áreas endémicas. Além disso, Lazare et *al.*[43] mostraram que a educação da população estava associada a uma redução na incidência de cisticercose suína. Este estudo mostra que as pessoas estão conscientes da existência da cisticercose, mas desconhecem a sua epidemiologia e o risco potencial de infestação dos seres humanos por suínos infectados e também por seres humanos portadores do verme adulto. Por conseguinte, é muito importante sensibilizar as populações locais para a transmissão de *T. solium* aos suínos e aos seres humanos.

Algumas pessoas inquiridas afirmaram ter-se sentido mal depois de terem comido carne de porco. Estes mal-estares caracterizavam-se por dores de cabeça, convulsões, vómitos, diarreia, dores de estômago, frequentemente seguidas de inchaço e zumbidos no estômago. Dados semelhantes foram registados por Wu[98] num estudo sobre os vários perigos associados ao consumo de carne de porco.

Estimámos o número de pessoas susceptíveis de serem infectadas com taeníase através do consumo de carne não inspeccionada ou de carcaças fraudulentas contaminadas com cisticercos. Em teoria, uma única larva é capaz de infetar um ser humano. Os dados do nosso estudo revelaram práticas e hábitos alimentares que colocam a população estudada em alto risco de contaminação. Considerando que uma grande proporção da população estudada (71%) consumia frequentemente carne que não havia sido inspeccionada pelos serviços veterinários, e que 51,5% da população estudada afirmou consumir frequentemente carne mal cozinhada ou crua.

Parece que o número de pessoas susceptíveis de estarem infectadas com taeníase é muito elevado (em média 40 a 60% da população estudada).

CONCLUSÃO

CONCLUSÃO

A cisticercose suína é uma doença parasitária comum em muitas partes do mundo, que pode ter consequências graves para a saúde humana. Os factores de risco para a taeníase por *Taenia solium* nos consumidores de carne de porco incluem o consumo de carne de porco mal cozinhada ou crua, bem como condições sanitárias inadequadas durante a criação, manuseamento e preparação da carne de porco.

Para prevenir a cisticercose suína e a ténia *Taenia solium* entre os consumidores de carne de suíno, é essencial melhorar as políticas de saúde pública e de segurança alimentar, bem como as práticas agrícolas e de preparação de carne de suíno, em especial através da sensibilização do público para os riscos associados ao consumo de carne crua ou mal cozinhada.

Além disso, é necessária mais investigação para avaliar a eficácia das diferentes intervenções de saúde pública, particularmente nas partes do mundo onde a cisticercose suína e a ténia *Taenia solium* são mais prevalentes. Em última análise, é imperativo que os governos e as entidades reguladoras trabalhem em conjunto para garantir a saúde e a segurança públicas e para mitigar os riscos associados ao consumo de carne de porco.

O mundo enfrenta atualmente um recrudescimento de doenças infecciosas e não infecciosas capazes de afetar o sistema de saúde global. De acordo com as estatísticas, cerca de 75% das novas doenças que afectam os seres humanos nos últimos dez (10) anos devem-se a agentes patogénicos provenientes de animais ou de produtos animais.

Os dolorosos episódios da epidemia do vírus Ébola que assolou a África Ocidental entre 2014 e 2016 provocaram mais de 25 000 casos, incluindo mais de 11 000 mortes. Esta epidemia demonstrou a fragilidade dos nossos sistemas de vigilância, prevenção e controlo dos riscos sanitários de todas as origens. Além disso, a gestão pouco brilhante desta epidemia demonstrou a necessidade de reconsiderar a visão da saúde humana e de compreender a complexidade das suas interações com a saúde animal e a saúde ambiental através da aplicação da abordagem "Uma Só Saúde". No entanto, a experiência adquirida permitiu-nos lidar mais rapidamente com a infeção pelo vírus Ébola de 2021 na República da Guiné.

Em 2014, mais de 60 países, organizações internacionais e organizações não governamentais lançaram o Programa de Ação para a Segurança Sanitária Mundial (GHSA), que visa ajudar os países a reforçar as suas capacidades para ajudar a proteger o mundo das ameaças epidémicas e a tornar a segurança sanitária mundial uma prioridade. O programa é agora o principal instrumento para a aplicação das diretivas decorrentes do Regulamento Sanitário Internacional (RSI 2005) no âmbito de uma abordagem "Uma Só Saúde".

O Burkina Faso assinou a Agenda de Segurança Sanitária Mundial em 2016

RECOMENDAÇÕES

Sugestão s

A fim de reduzir a morbilidade da taeníase por *T. solium* e promover a saúde da população, e tendo em conta os numerosos riscos existentes, sugerimos que sejam reforçadas as medidas adequadas de higiene pessoal e colectiva, nomeadamente

- Educação sanitária sobre higiene e saneamento ambiental. Informação e sensibilização dos criadores de gado para a criação intensiva, a fim de evitar que os animais se desviem e fiquem infestados.
- Educar o público sobre os perigos do abate clandestino
- Reforçar a desparasitação sistemática
- Melhorar os serviços de rastreio, tratamento e prevenção
- Uma abordagem muito mais rigorosa da inspeção das carcaças

Tendo em conta o que precede, recomendamos :

- O ministério responsável pela promoção de acções concretas em matéria de saúde e saneamento ambiental;
- O Ministério da Saúde Pública deve organizar e intensificar a educação sanitária em massa para combater eficazmente os riscos fecais, o abate clandestino e a fraude;
- Cabe ao público ser mais exigente quanto à origem da sua carne e cozinhá-la cuidadosamente antes de a consumir;
- Os profissionais de saúde devem considerar a realização de estudos semelhantes noutras regiões do país para obter dados mais precisos sobre os vários aspectos destas doenças parasitárias.

REFERÊNCIAS

REFERÊNCIAS

1. **Abunna F, Tilahun G, Megersa B, Regassa A, Kumsa B**. Bovine cysticercosis in cattle slaughtered at Awassa municipal abattoir, Ethiopia: Zoonoses Public Health. 2008;55(2):82-8.

2. **Adalid-Peralta L, Rosas G, Arce-Sillas A, Bobes RJ, Cárdenas G, Hernández M, *et al.*** Efeito do Fator de Crescimento Transformador-β sobre Taenia solium e Taenia crassiceps Cysticerci. Sci Rep. 27 Sep 2017 ;7(1) :12345.

3. **Akinboade OA**. Women, poverty and informal trade in Eastern and Southern Africa (Mulheres, pobreza e comércio informal na África Oriental e Austral). Revista Internacional de Ciências Sociais. 2005 ;184(2) :277-300.

4. **Andriantsimahavandy A, Lesbordes JL, Rasoaharimalala B, Peghini M, Rabarijaona L, Roux J,*et al.*** Neurocysticercosis: a major aetiological fator of late-onset epilepsy in Madagascar. Trop Med Int Health. agosto de 1997;2(8):741-6.

5. **Anjanirina R, Porphyre V, Rabenindrina N, Julien R, Andriamanivo H, Jambou R**. Cysticercosis, uma doença negligenciada. Em 2016. p. 309-45.

6. **Arana Y, Verastegui M, Tuero I, Grandjean L, Garcia HH, Gilman RH**. Caracterização dos componentes de hidratos de carbono das proteínas da oncosfera de Taenia solium e o seu papel na antigenicidade. Parasitol Res. Oct 2013;112(10):3569-78.

7. **Arriola CS, Gonzalez AE, Gomez-Puerta LA, Lopez-Urbina MT, Garcia HH, Gilman RH**. Novos conhecimentos sobre a transmissão da cisticercose. PLoS Negl Trop Dis. Oct 2014;8(10):e3247.

8. **van As AD, Joubert J**. Neurocysticercosis in 578 black epileptic patients. S Afr Med J. 5 de outubro de 1991;80(7):327-8.

9. **Assana E, Amadou F, Thys E, Lightowlers MW, Zoli AP, Dorny P, *et al.*** Pig-farming systems and porcine cysticercosis in the north of Cameroon. J Helminthol. Dez 2010;84(4):441-6.

10. **Bizhani n, Bashemi hafshejani s, Mohammadi n, Mezaei m, Rokni mb**. Cisticercose Humana na Ásia: Uma Revisão Sistemática e Meta-Análise. Iran J Public Health. outubro de 2020;49(10):1839-47.

11. **Bouilliant-Linet E, Brugières P, Coubes P, Gaston A, Laporte P, Marsault C**. [Cerebral cysticercosis. Valor diagnóstico da tomografia computorizada de raios X. Apropos of 117 cases]. J Radiol. 1988;69(6-7):405-12.

12. **Burneo JG, Plener I, Garcia HH**. Neurocisticercose num paciente do Canadá. CMAJ. 17 de março de 2009;180(6):639-42.

13. **Bustos JA, Rodriguez S, Jimenez JA, Moyano LM, Castillo Y, Ayvar V, *et al.* Cysticercosis Working Group in Peru**. A deteção do coproantigénio da Taenia solium taeniasis é um indicador precoce do fracasso do tratamento da taeníase. Clin Vaccine Immunol. Abr 2012 ;19(4):570-3.

14. **Agência de Saúde Pública do Canadá**. Ficha de dados de segurança e saúde: Agentes patogénicos - Taenia solium maio de 2023,15(9):679-6.

15. **Chacha M, Yohana C, Nkwengulila G**. Conhecimentos Indígenas, Práticas, Crenças e Impactos Sociais da Cisticercose Suína e Epilepsia em Iringa Rural. Saúde. 23 de dezembro de 2014;6(21):2894-903.

16. **Dahourou LD, Gbati OB, Millogo A, Dicko A, Roamba CR, Pangui LJ**. Análise dos Conhecimentos, Atitudes e Práticas das Populações em Quatro Aldeias da Região de *Boucle du Mouhoun* (Burkina Faso) Relativamente ao Ciclo de Vida da *Taenia solium*. Saúde. 18 Jan 2018;10(01):95.

17. **Deckers N, Dorny P**. Immunodiagnosis of Taenia solium taeniosis/cysticercosis. Trends Parasitol. março de 2010;26(3):137-44.

18. **DeGiorgio C, Pietsch-Escueta S, Tsang V, Corral-Leyva G, Ng L, Medina MT, Astudillo S, *et al.*** Sero-prevalence of Taenia solium cysticercosis and Taenia solium taeniasis in California, USA. Ata Neurol Scand. Fev. 2005;111(2):84-8.

19. **Derakhshani A, Mousavi SM, Rezaei M, Afgar A, Keyhani AR, Mohammadi MA, *et al.*** História natural do desenvolvimento de microcistos de Echinococcus granulosus em cultura in vitro a longo prazo e alterações moleculares e morfológicas induzidas por insulina e BMP-4. Front Vet Sci. 2022; 9:1068602.

20. **Engels D, Urbani C, Belotto A, Meslin F, Savioli L**. The control of human (neuro)cysticercosis: what way forward? Ata Trop. junho de 2003;87(1):177-82.

21. **Eshitera EE, Githigia SM, Kitala P, Thomas LF, Fèvre EM, Harrison LJS, *et al.*** Prevalência de cisticercose suína e factores de risco associados no distrito de Homa Bay, Quénia. BMC Vet Res. 5 de dezembro de 2012; 8:234.

22. **Ev K, Ec K, Ha N, Si K, Je M, Fp L, *et al.*** Prevalência da cisticercose suína e factores de risco associados em sistemas de produção de suínos de pequenas explorações na região de Mbeya, nas terras altas do sul da Tanzânia. Parasitologia veterinária. 12 de junho de 2013;198(3-4):45.

23. **Flisser A, Rodríguez-Canul R, Willingham AL**. Control of the taeniosis/cysticercosis complex: future developments. Vet Parasitol. 31 de julho de 2006;139(4):283-92.

24. **Flisser A, Sarti E, Lightowlers M, Schantz P**. Neurocysticercosis: regional status, epidemiology, impact and control measures in the Americas. Ata Trop. junho de 2003;87(1):43-51.

25. **Gajadhar AA, Scandrett WB, Forbes LB**. Overview of food- and water-borne zoonotic parasites at the farm level. Rev Sci Tech. agosto de 2006;25(2):595-606.

26. **García HH, González AE, Del Brutto OH, Tsang VCW, Llanos-Zavalaga F, Gonzalvez G, *et al.*** Strategies for the elimination of taeniasis/cysticercosis. J Neurol Sci. 15 Nov 2007;262(1-2):153-7.

27. **García HH, Gonzalez AE, Evans CAW, Gilman RH, Grupo de Trabalho sobre Cisticercose no Peru**. Taenia solium cysticercosis. Lancet. 16 de agosto de 2003;362(9383):547-56.

28. **Garcia HH, O'Neal SE, Noh J, Handali S, Grupo de Trabalho sobre Cisticercose no Peru**. Diagnóstico laboratorial da neurocisticercose (Taenia solium). J Clin Microbiol. Sep 2018;56(9):e00424-18.

29. **Garcia-Noval J, Allan JC, Fletes C, Moreno E, DeMata F, Torres-Alvarez R, *et al.*** Epidemiology of Taenia solium taeniasis and

cysticercosis in two rural Guatemalan communities. Am J Trop Med Hyg. setembro de 1996;55(3):282-9.

30. **Gonzales I, Rivera JT, Garcia HH, Grupo de Trabalho sobre Cisticercose no Peru**. Patogénese da taeníase e cisticercose de Taenia solium. Parasite Immunol. março de 2016;38(3):136-46.

31. **Gonzalez AE, Cama V, Gilman RH, Tsang VC, Pilcher JB, Chavera A, *et al.*** Prevalence and comparison of serologic assays, necropsy, and tongue examination for the diagnosis of porcine cysticercosis in Peru. Am J Trop Med Hyg. agosto de 1990;43(2):194-9.

32. **Gonzalez AE, Lopez-Urbina T, Tsang B, Gavidia C, Garcia HH, Silva ME, *et al.*** Transmission dynamics of Taenia solium and potential for pig-to-pig transmission. Parasitol Int. 2006;55 Suppl: S131-135.

33. **Goussanou JSE, Korsak N, Saegerman C, Youssao AKI, Azagoun E, Farougou S, *et al.*** Assessment of Routine Inspection Method for Diagnosis of Porcine Cysticercosis in South East Benin by Using Meat Inspection Records and Ag-ELISA Test. Revista Internacional de Avanços Animais e Veterinários. abr 2014;6(2):80-6.

34. **Huerta M, Avila R, Jiménez HI, Díaz R, Díaz J, Díaz Huerta ME, *et al.*** Parasite contamination of soil in households of a Mexican rural community endemic for neurocysticercosis. Trans R Soc Trop Med Hyg. abril de 2008;102(4):374-9.

35. **Ito A, Wandra T, Yamasaki H, Nakao M, Sako Y, Nakaya K, *et al.*** Cysticercosis/taeniasis in Asia and the Pacific. Vetor Borne Zoonotic Dis. 2004;4(2):95-107.

36. **Kabululu ML, Johansen MV, Mlangwa JED, Mkupasi EM, Braae UC, Trevisan C, *et al.*** Desempenho do Ag-ELISA no diagnóstico da cisticercose por Taenia solium em suínos naturalmente infectados na Tanzânia. Parasit Vectors. 27 de outubro de 2020;13(1):534.

37. **Kabululu ML, Ngowi HA, Kimera SI, Lekule FP, Kimbi EC, Johansen MV**. Factores de risco para a prevalência de parasitoses de suínos na região de Mbeya, Tanzânia. Vet Parasitol. 15 de setembro de 2015;212(3-4):460-4.

38. **Karki G**. Taenia solium; morfologia, ciclo de vida, patogénese, infeção clínica, diagnóstico laboratorial, tratamento, prevenção e epidemiologia. Online Biology Notes. maio de 2023,667(88). taenia-solium-morphology-life-cycle-pathogenesis-clinical-infection-lab-diagnosis-treatment-prevention-and-epidemiology

39. **Karki G**. Taenia solium; morfologia, ciclo de vida, patogénese, infeção clínica, diagnóstico laboratorial, tratamento, prevenção e epidemiologia [Internet]. Online Biology Notes. abril de 2023,55(22):67-88

40. **Krecek RC**. Terceira reunião do Grupo de Trabalho sobre Cisticercose na África Oriental e Austral tem lugar em Maputo. J S Afr Vet Assoc. março 2005;76(1):2-3.

41. **Krecek RC, Mohammed H, Michael LM, Schantz PM, Ntanjana L, Morey L, *et al.*** Risk Factors of Porcine Cysticercosis in the Eastern Cape Province, South Africa. PLoS One. 24 de maio de 2012;7(5): e37718.

42. **Kusolsuk T, Chaisiri K, Poodeepiyasawad A, Sa-Nguankiat S, Homsuwan N, Yanagida T, *et al.*** Risk factors and prevalence of taeniasis among the Karen people of Tha Song Yang District, Tak Province, Thailand. Parasite. 28 :53.

43. **Lazare V**. La taeniose humaine due to taenia solium dans deux groupements de la menoua (ouest-cameroun).

44. **Lightowlers MW, Colebrook AL, Gauci CG, Gauci SM, Kyngdon CT, *et al*.** Vaccination against cestode parasites: anti-helminth vaccines that work and why. Vet Parasitol. 25 de julho de 2003;115(2):83-123.

45. **Madinga J, Polman K, Kanobana K, van Lieshout L, Brienen E, Praet N, *et al*.** Epidemiologia do poliparasitismo com Taenia solium, esquistossomas e helmintos transmitidos pelo solo na aldeia co-endémica de Malanga, República Democrática do Congo. Ata Tropica. 1 Jul 2017; 171:186-93.

46. **Maeda GE, Kyvsgaard NChr, Nansen P, Bøgh HO**. Distribution of Taenia saginata cysts by muscle group in naturally infected cattle in Tanzania. Medicina Veterinária Preventiva. 1 Sep 1996;28(2):81-9.

47. **Mafojane NA, Appleton CC, Krecek RC, Michael LM, Willingham AL**. The current status of neurocysticercosis in Eastern and Southern Africa. Ata Trop. junho de 2003;87(1):25-33.

48. **Megersa B, Tesfaye E, Regassa A, Abebe R, Abunna F**. Bovine cysticercosis in Cattle Slaughtered at Jimma Municipal Abattoir, South western Ethiopia: Prevalence, Cyst viability and Its Socio-economic importance. Vet World. 2010;2(2):257.

49. **Migliani R, Rasolomaharo M, Rajaonarison P, Ravaoalimalala VE, Rabarijaona L, Andriantsimahavandy A.** [Cysticercosis in the port of Mahajanga: more frequent than we thought!] Arch Inst Pasteur Madagascar. 2000;66(1-2):39-42.

50. **Minani S**. Prevalence and risk assessment of porcine cysticercosis in Ngozi province, Burundi. 2021;

51. **Moore AC, Lutwick LI, Schantz PM, Pilcher JB, Wilson M, Hightower AW, *et al.*** Seroprevalence of cysticercosis in an Orthodox Jewish community. Am J Trop Med Hyg. Nov 1995;53(5):439-42.

52. **Mopoundza P, Missoko RM, Angandza GS, Mbou AS, Akouango P**. Prevalence of porcine cysticercosis caused by Taenia solium (Cysticercus cellulosae) in pigs in the slaughtering area of Kinsoundi in Brazzaville. Revista Internacional de Ciências Biológicas e Químicas. 9 de setembro de 2019;13(3):1396-410.

53. **Morales J, Martínez JJ, Rosetti M, Fleury A, Maza V, Hernandez M, *et al.*** Distribuição espacial da cisticercose suína por Taenia solium numa zona rural do México. PLoS Negl Trop Dis. 3 Sept 2008 ;2(9) : e284.

54. **Murrell D**. Zoonotic foodborne parasites and their surveillance. Revisão Científica e Técnica (Gabinete Internacional de Epizootias). 1 de agosto de 2013; 32:559-69.

55. **Mwabonimana M-F, King'ori AM, Inyagwa CM, Shakala EK, Bebe BO**. PREVALÊNCIA DE CISTICERCOSE SUÍNA ENTRE PORCOS NECRÓFAGOS NO QUÉNIA OCIDENTAL. Afr J Infect Dis. 2020;14(2):30-5.

56. **Mwanjali G, Kihamia C, Kakoko DVC, Lekule F, Ngowi H, Johansen MV, *et al.*** Prevalência e factores de risco associados às infecções humanas por Taenia Solium no distrito de Mbozi, região de Mbeya, Tanzânia. PLOS Doenças Tropicais Negligenciadas. 14 de março de 2013;7(3): e2102.

57. **Mwidunda SA, Carabin H, Matuja WBM, Winkler AS, Ngowi HA**. A School Based Cluster Randomised Health Education Intervention Trial for

Improving Knowledge and Attitudes Related to Taenia solium Cysticercosis and Taeniasis in Mbulu District, Northern Tanzania. PLOS ONE. 26 de fevereiro de 2015;10(2): e0118541.

58. **Naidoo DV, Pammenter MD, Moosa A, van Dellen JR, Cosnett JE**. Seventy black epileptics. Cysticercosis, computed tomography and electro-encephalography. S Afr Med J. 19 de dezembro de 1987;72(12):837-8.

59. **Ndri KT-B, Razafiarimanga ZN, Randriamparany T, Nowakowsky M, Djaman JA, Jambou R**. Prevalência da cisticercose suína em três matadouros de Antananarivo, Madagáscar: comparação entre a inspeção das carcaças e os testes serológicos.

60. **Ng-Nguyen D, Stevenson MA, Traub RJ**. A systematic review of taeniasis, cysticercosis and trichinellosis in Vietnam. Parasit Vectors. 21 de março de 2017;10(1):150.

61. **Ngowi H, Ozbolt I, Millogo A, Dermauw V, Somé T, Spicer P, *et al***. Desenvolvimento de uma estratégia de intervenção de educação para a saúde utilizando um método de investigação de implementação para controlar a taeníase e a cisticercose no Burkina Faso. Infect Dis Poverty. 1 de junho de 2017;6(1):95.

62. **Nguekam JP, Zoli AP, Zogo PO, Kamga ACT, Speybroeck N, Dorny P, *et al***. A seroepidemiological study of human cysticercosis in West Cameroon. Tropical Medicine & International Health. 2003;8(2):144-9.

63. **Nyangi C, Stelzle D, Mkupasi EM, Ngowi HA, Churi AJ, Schmidt V, *et al***. Knowledge, attitudes and practices related to Taenia solium cysticercosis and taeniasis in Tanzania. BMC Doenças Infecciosas. 13 de junho de 2022;22(1):534.

64. **Pawlowski Z, Allan J, Sarti E**. Control of Taenia solium taeniasis/cysticercosis: from research towards implementation. Int J Parasitol. outubro de 2005;35(11-12):1221-32.

65. **Pawłowski ZS**. Eficácia de baixas doses de praziquantel na taeníase. Ata Trop. dec 1990;48(2):83-8.

66. **Phiri IK, Ngowi H, Afonso S, Matenga E, Boa M, Mukaratirwa S, *et al.*** The emergence of Taenia solium cysticercosis in Eastern and Southern Africa as a serious agricultural problem and public health risk. Ata Trop. junho de 2003;87(1):13-23.

67. **Pondja A, Neves L, Mlangwa J, Afonso S, Fafetine J, Willingham AL, *et al.*** Prevalência e factores de risco da cisticercose suína no distrito de Angónia, Moçambique. PLoS Negl Trop Dis. 2 de fevereiro de 2010;4(2): e594.

68. **Porphyre V, Rasamoelina-Andriamanivo H, Rakotoarimanana A, Rasamoelina O, Bernard C, Jambou R, *et al.*** Spatio-temporal prevalence of porcine cysticercosis in Madagascar based on meat inspection. Parasit Vectors. 25 Jul 2015; 8:391.

69. **Pouedet MSR, Zoli AP, Nguekam null, Vondou L, Assana E, Speybroeck N, Berkvens D, *et al.*** Epidemiological survey of swine cysticercosis in two rural communities of West-Cameroon. Vet Parasitol. 30 de maio de 2002;106(1):45-54.

70. **Pouedet MSR, Zoli AP, Nguekam null, Vondou L, Assana E, Speybroeck N, *et al.*** Epidemiological survey of swine cysticercosis in two rural communities of West-Cameroon. Vet Parasitol. 30 de maio de 2002;106(1):45-54.

71. **Prasad KN, Prasad A, Verma A, Singh AK**. Human cysticercosis and Indian scenario: a review. J Biosci. novembro de 2008;33(4):571-82.

72. **Preiser W**. Hartmut Krauss, Albert Weber, Max Appel, Burkhard Enders, Henry D. Isenberg, Hans Gerd Schiefer, Werner Slenczka, Alexander von Graevenitz e Horst Zahner. Zoonoses: doenças infecciosas transmissíveis de animais para seres humanos, 3ª edição. Med Microbiol Immunol. 2005 ;194(4) :219-20.

73. **Quet F, Guerchet M, Pion SDS, Ngoungou EB, Nicoletti A, Preux P-M**. Meta-análise da associação entre cisticercose e epilepsia em África. Epilepsia. maio de 2010;51(5):830-7.

74. **Rahantamalala A, Porphyre V, Rabenindrina N, Razafimahefa J, Rasamoelina-Andriamanivo H, Jambou R**. La cysticercose une maladie négligée Cysticercosis a neglected disease.

75. **Rahantamalala A, Rakotoarison RL, Rakotomalala E, Rakotondrazaka M, Kiernan J, Castle PM, *et al.*** Prevalência e factores associados à taeniose e cisticercose da Taenia solium humana em doze aldeias remotas da floresta tropical de Ranomafana, Madagáscar. PLoS Negl Trop Dis. 11 de abril de 2022;16(4):e0010265.

76. **Raïssa F, Jacques N**. Persistência de Tenia solium entre outros parasitas gastrointestinais humanos na localidade de Bamboutos (região Oeste-Camarões). JABs. 27 Dez 2019; 144:14813-21.

77. **Rasamoelina-Andriamanivo H, Porphyre V, Jambou R**. Control of cysticercosis in Madagascar: beware of the pitfalls. Trends Parasitol. Nov 2013 ;29(11) :538-47.

78. **Rasamoelina-Andriamanivo H, Rasamoelina EO, Porphyre V**. Étude de l'importance de la cysticercose à Madagascar par un suivi d'abattoirs [Internet]. Jornadas Científicas qualiREG. 3ª edição. QualiREG. Simpósio alimentar QualiREG. Qualidade alimentar no Oceano Índico.2013 8 de junho de 2023.

79. **Román G, Sotelo J, Del Brutto O, Flisser A, Dumas M, Wadia N,*et al*.** A proposal to declare neurocysticercosis an international reporting disease. Boletim do Órgão Mundial de Saúde. 2000;78(3):399-406.

80. **Saini PK, Webert DW, McCASKEY PC**. Food Safety and Regulatory Aspects of Cattle and Swine Cysticercosis (Segurança alimentar e aspectos regulamentares da cisticercose bovina e suína). J Food Prot. abril de 1997;60(4):447-53.

81. **Sarti E, Schantz PM, Plancarte A, Wilson M, Gutierrez OI, Aguilera J, *et al.*** Epidemiological investigation of Taenia solium taeniasis and cysticercosis in a rural village of Michoacan state, Mexico. Trans R Soc Trop Med Hyg. 1994;88(1):49-52.

82. **Schantz PM, Moore AC, Muñoz JL, Hartman BJ, Schaefer JA, Aron AM, *et al*.** Neurocisticercose numa comunidade judaica ortodoxa na cidade de Nova Iorque. N Engl J Med. 3 Sep 1992;327(10):692-5.

83. **Sciutto E, Chavarria A, Fragoso G, Fleury A, Larralde C**. The immune response in Taenia solium cysticercosis: protection and injury. Parasite Immunol. Dez 2007;29(12):621-36.

84. **Secka A, Marcotty T, De Deken R, Van Marck E, Geerts S**. Porcine cysticercosis and risk factors in the gambia and senegal. J Parasitol Res. 2010; 2010:823892.

85. **Shey-Njila O, Zoli PA, Awah-Ndukum J, Nguekam null, Assana E, Byambas P,** ***et al.*** Porcine cysticercosis in village pigs of North-West Cameroon. J Helminthol. dezembro de 2003;77(4):351-4.

86. **Sinha S, Sharma BS**. Neurocysticercosis: a review of current status and management. J Clin Neurosci. julho de 2009;16(7):867-76.

87. **Sorvillo F, Wilkins P, Shafir S, Eberhard M**. Public health implications of cysticercosis acquired in the United States. Emerg Infect Dis. Jan 2011;17(1):1-6.

88. **Sorvillo FJ, DeGiorgio C, Waterman SH**. Deaths from Cysticercosis, United States. Emerg Infect Dis. Feb 2007;13(2):230-5.

89. **Tassou AW, Attindehou S, Gbati OB, Montchowui HE, Salifou S**. Prevalence of porcine cysticercosis in informal slaughtering areas in Benin. Ciências e tecnologias para uma agricultura sustentável. 27 de junho de 2022;2(1):30-5.

90. **Thys E**. Contribution à l'étude de la cysticercose bovine à l'abattoir de Maroua. TROPICULTURA. 1(1):13-2o.

91. **Tolosa T, Tigre W, Teka G, Dorny P**. Prevalence of bovine cysticercosis and hydatidosis in Jimma municipal abattoir, South West Ethiopia. Onderstepoort J Vet Res. Sept 2009;76(3):323-6.

92. **Tsegaye D, Gutema FD, Terefe Y**. Percepções de risco de doenças zoonóticas e comportamentos de proteção dos consumidores associados ao consumo de carne e leite em Bishoftu e arredores, Etiópia. Heliyon. agosto de 2022;8(8): e10351.

93. **Tsotetsi-Khambule AM, Njiro S, Katsande TC, Harrison LJS**. Factores de risco associados à taeniose-cisticercose em comunidades agrícolas rurais na província de Gauteng, África do Sul. Trop Anim Health Prod. Dez 2018;50(8):1951-5.

94. **Vondou L, Zoli AP, Nguekam null, Pouedet S, Assana E, Kamga Tokam AC, Dorny P, *et al*** [Taenia solium taeniasis/cysticercosis in the Menoua division (West Cameroon)]. Parasite. setembro de 2002;9(3):271-4.

95. **Vondou L, Zoli AP, Pouedet S, Assana E, Tokam ACK, Dorny P, *et al*.** Taenia solium taeniosis/cysticercosis in Menoua (West Cameroon). Parasite. 1 de setembro de 2002;9(3):271-4.

96. **Wandra T, Ito A, Swastika K, Dharmawan NS, Sako Y, Okamoto M**. Taeniases and cysticercosis in Indonesia: past and present situations. Parasitology. nov 2013;140(13):1608-16.

97. **Willingham AL, Harrison LJ, Fèvre EM, Parkhouse ME**. Reunião inaugural do grupo de trabalho sobre cisticercose na Europa1. Emerg Infect Dis. Dez 2008;14(12):e2.

98. **Wu W, Qian X, Huang Y, Hong Q**. Uma revisão do controlo da clonorquíase sinensis e da taeníase/cisticercose de Taenia solium na China. Parasitol Res. Nov 2012;111(5):1879-84.

99. **Yanagida T, Yuzawa I, Joshi DD, Sako Y, Nakao M, Nakaya K, *et al*.** Neurocysticercosis: assessing where the infection was acquired from. J Travel Med. 2010 ;17(3):206-8.

100. **Zafindraibe NJ, Ralalarinivo J, Rakotoniaina AI, Maeder MN, Andrianarivelo MR, Contamin B, *et al*.** Seroprevalência de cisticercose e factores de risco associados num grupo de doentes atendidos no Centre Hospitalier Régional de Référence d'Antsirabe, Madagáscar. Pan Afr Med J. 23 Nov 2017; 28:260.

101. **Zammarchi L, Bonati M, Strohmeyer M, Albonico M, Requena-Méndez A, Bisoffi Z, *et al*.** Rastreio, diagnóstico e gestão da cisticercose humana e da taeníase por Taenia solium: recomendações técnicas do grupo de estudo do projeto COHEMI. Trop Med Int Health. Jul 2017;22(7):881-94.

102. **Zoli A, Shey-Njila O, Assana E, Nguekam J-P, Dorny P, Brandt J, Geerts S**. Regional status, epidemiology and impact of Taenia solium cysticercosis in Western and Central Africa. Ata Trop. junho de 2003;87(1):35-42.

103. WER8613_113-120.pdf [Internet]. [citado 9 de junho de 2023]. Disponível em: https://apps.who.int/iris/bitstream/handle/10665/241731/WER8613_113-120.PDF

104. Bourée P, Dahane N, Resende P, Bisaro F, Ensaf A. Cestodes e seu diagnóstico no laboratório. Revue Francophone des Laboratoires. março de 2012;2012(440):67-73.

105. Brandt JR, Geerts S, De Deken R, Kumar V, Ceulemans F, Brijs L, Falla N. A monoclonal antibody-based ELISA for the detection of circulating excretory-secretory antigens in Taenia saginata cysticercosis. Int J Parasitol. julho de 1992;22(4):471-7.

106.. Fahmy HA, Khalifa NO, EL-Madawy RS, Afify JSA, Aly NSM, Kandil OM. Prevalência de Cisticercose Bovina e Taenia saginata no Homem. 2015;

APÊNDICES

APÊNDICES

Questionário sobre teníase

Género

Homem ☐ Mulher☐

Idade

- ☐ 15-25 anos de idade
- ☐ 26-35 anos de idade
- ☐ 36-45 anos
- ☐ Idade 46-55 anos
- ☐ Mais de 55 anos

Nível de estudos

....

....

Profissão

- ☐ Estudante
- ☐ Estudante
- ☐ Funcionário público
- ☐ Retalhista
- ☐ Empregada doméstica
- ☐ Outros :

Área de residência

....

....

Já ouviu falar de ténia ou de uma doença causada por parasitas associada ao consumo de carne de porco?

- ☐ SIM
- ☐ NÃO

Sabe quais são as causas da ténia?

- ☐ SIM
- ☐ NÃO

Sabia que *a Taenia solium* é o agente responsável pela cisticercose dos suínos?

- ☐ SIM
- ☐ NÃO

Conhece os sintomas da ténia *Taenia solium* nos seres humanos?

- ☐ SIM
- ☐ NÃO

Tem conhecimento dos riscos para a saúde associados ao consumo de carne de porco mal cozinhada ou crua?

- ☐ SIM
- ☐ NÃO

Alguma vez sentiu sintomas como dores de cabeça, dores abdominais ou problemas digestivos depois de comer carne de porco?

- ☐ SIM
- ☐ NÃO

Já alguma vez lhe foi diagnosticada taeníase por *Taenia solium*?

- ☐ SIM
- ☐ NÃO

Sabe como prevenir a ténia?

- ☐ SIM
- ☐ NÃO

Tem alguma sugestão para melhorar a sensibilização para a prevenção da ténia na sua comunidade?

....

Tem outras perguntas ou comentários sobre a ténia que gostaria de partilhar?

....

Com que frequência come carne de porco?

....

Consegue estimar o custo médio da carne de porco que come por semana?

- ☐ Menos de 500 francos CFA
- ☐ 500 a 2000 francos CFA
- ☐ 2000 a 5000 francos CFA
- ☐ Mais de 5.000 francos CFA

Onde é que compra a sua carne?

- ☐ No mercado
- ☐ Em charcutaria
- ☐ Criadores
- ☐ Talhantes itinerantes
- ☐ No talho local
- ☐ Em qualquer parte do mundo

Exige que a carne seja inspeccionada pelos serviços veterinários antes de a comprar?

- ☐ SIM
- ☐ NÃO

Come carne grelhada ou fumada da beira da pista? Se sim, costuma aquecê-la antes de a comer?

....

Como é que cozinha a sua carne?

- ☐ Grelhador/Barbecue
- ☐ Cozinhar em óleo/forno
- ☐ Cozinhar com água (sopa)
- ☐ Fritura
- ☐ Outros

Come carne importada?

Alguma vez comeu carne mal cozinhada ou crua?

- ☐ SIM
- ☐ NÃO

Formulário de recolha

Carne de porco	Data de abate	Tipo de criação	Resultados da inspeção do tecido muscular	Órgãos infectados
1				
2				
3				
4				
5				
6				
7				
8				
9				
10				
11				
12				
13				
14				
15				

ICONOGRAFIA

ICONOGRAFIA

- Coração infetado

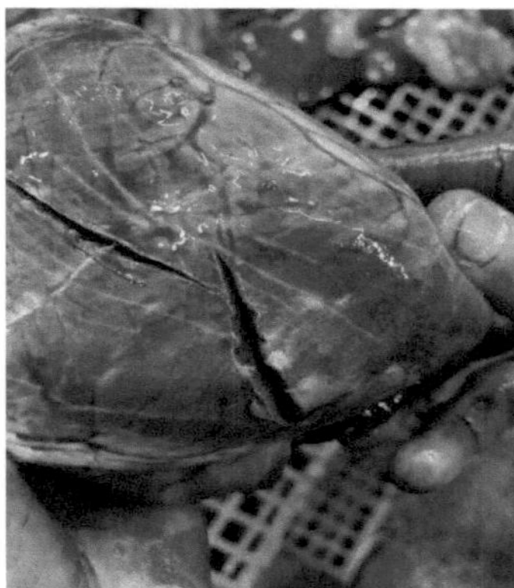

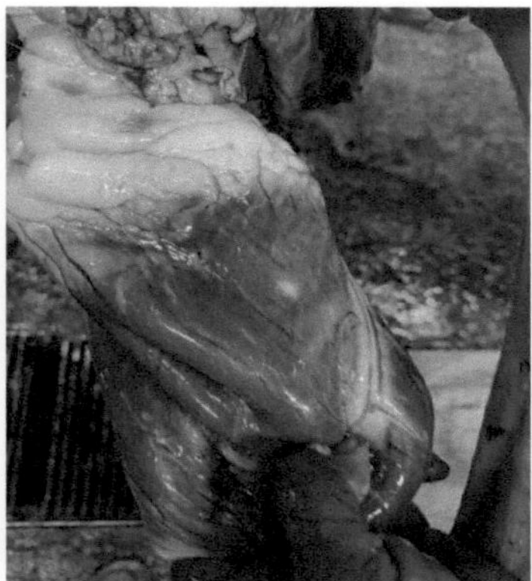

- Linha de abate

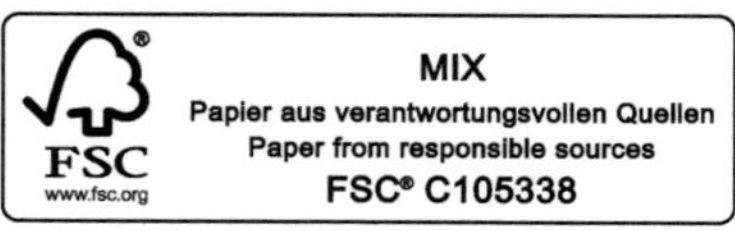

Printed by Books on Demand GmbH, Norderstedt / Germany